Praxis der tiergestützten Psychotherapie

Praxis der tiergestützten Psychotherapie
Elisabeth B. Frick Tanner, Robert A. Tanner-Frick

Elisabeth B. Frick Tanner
Robert A. Tanner-Frick

Praxis der tiergestützten Psychotherapie

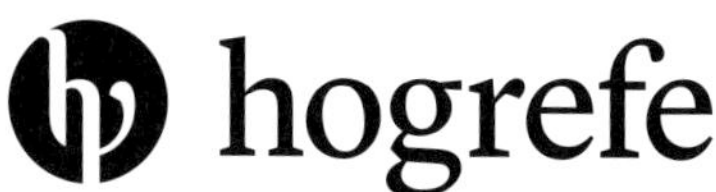

Elisabeth Frick Tanner, Dr. phil.
Robert Tanner-Frick, Dr. med.
Iddastraße 51
9008 St. Gallen
Schweiz
frick.tanner@bluewin.ch
www.fricktanner.ch

Bibliografische Information der Deutschen Nationalbibliothek
Die Deutsche Nationalbibliothek verzeichnet diese Publikation in der Deutschen Nationalbibliografie; detaillierte bibliografische Daten sind im Internet über http://www.dnb.de abrufbar.

Anregungen und Zuschriften bitte an:
Hogrefe AG
Lektorat Psychologie
Länggass-Strasse 76
3000 Bern 9
Schweiz
Tel: +41 31 300 45 00
E-Mail: verlag@hogrefe.ch
Internet: http://www.hogrefe.ch

Lektorat: Dr. Susanne Lauri
Bearbeitung: Barbara Buchter, Freiburg i. Br.
Herstellung: René Tschirren
Umschlagabbildung: © iStock/knape
Umschlag: Claude Borer, Riehen
Satz: Claudia Wild, Konstanz
Druck und buchbinderische Verarbeitung: Finidr s. r. o., Český Těšín
Printed in Czech Republic

1. Auflage 2016

(E-Book-ISBN_PDF 978-3-456-95622-0)
ISBN 978-3-456-85622-3

Inhalt

Vorwort

Die psychologische Therapeutin Dr. phil. Elisabeth Frick Tanner und der psychiatrische Therapeut Dr. med. Robert Tanner-Frick legen ein Buch über tiergestützte Therapie vor, die primär einer bindungstheoretischen Konzeption folgt. Diese wird aber erweitert durch humanistisch-therapeutische, durch bewusst und unbewusst verhaltensstrukturierende und nicht zuletzt durch Traumata bearbeitende und erklärende Methoden, dies jeweils orientiert an den Themen und Problemen der betreuten Klienten. Eindrucksvolle Fallvignetten werden vorgestellt, die einerseits zum Verständnis der Entwicklungen von leidvollem Erleben und psychischem Fehlverhalten von Menschen, ihren Ängsten, Hemmungen und störenden Dynamiken führen. Vor allem vermitteln die kenntnisreichen Interpretationen der Autoren und die Begründungen ihres therapeutischen Vorgehens kognitive Erklärungen der Symptomatik, mehr noch: Sie erlauben ein umfassendes und feinfühliges Verstehen der Klienten. Das betrifft nicht allein die Arbeit der Therapeuten, akzentuiert wird immer wieder der Beitrag von Tieren zu Veränderungen bei Klienten. Beachtung verdient etwa das differenzierte Aufgreifen der vielen «Talente» von Tieren bei unterschiedlichen Bindungsstörungen.

Selten sind Theorie und Methodik von Therapeuten mit der Empathie von Menschen und von Tieren so stimmig zusammengebracht worden, selten sind differenziertes Wissen um die Genese des leidvollen Erlebens von Klienten mit den hilfreichen Möglichkeiten ihrer Behandlung in der Triade von Therapeut, Klient und Tieren so detailliert beschrieben worden wie in diesem Buch.

Der Ausgang von Einzelfällen, dies wohlgemerkt auf dem Hintergrund umfassender Kenntnisse von Entwicklung sowie von Therapietheorien und -methoden, verbunden mit einem kognitiven ebenso wie mit einem empathisch-affektiven Wissen um die salutogenetischen Wirkungen von Tieren, belegt, was tiergestützte Therapie leisten und erreichen kann. Natürlich werden reduktionistische Erklärungen aus der Neurobiologie und der empirischen psychologischen und medizinischen Forschung beachtet. Aber sie werden in der therapeutischen Arbeit der Autoren methodisch und inhaltlich mit den psychischen und sozialen Prozessen ihrer Umsetzung in Erleben und real beobachtbares Verhalten zusammengebracht. Dabei wird der durch Tiere geförderte Zugang zu emotionalen, zu sprachlich schwer vermittelbaren, aber vital ursprünglichen Empfindungen erkannt.

Natürlich wird auf die Bedeutung der Auswahl von Therapiebegleittieren verwiesen, ihre Sozialisation, die artgerechte Haltung, aber auch die Gestaltung der Therapieräume werden behandelt. Der Einsatz oder besser die Beziehungsgestaltung einschließlich des gelegentlich notwendigen Schutzes der Tiere richten sich stets nach dem Verständnis der psychischen, der psychodynamischen und der sozialen Prozesse bei den Klienten.

Das Buch trägt umfassend zur Weiterentwicklung der tiergestützten Therapie, dem vielleicht schwierigsten Teilbereich von tiergestützten Interventionen bei. Es dürfte die Anerkennung tiergestützter Therapien im Spektrum der institutionell anerkannten Therapiemethoden fördern.

Dr. Erhard Olbrich
Professor für Psychologie i. R.

Geleitwort

1984 hatte ich meinen ersten Kontakt mit einer Organisation, die tiergestützte Aktivitäten in Form von Besuchen in sozialen Institutionen von geschulten Mensch-Hunde-Teams durchführte. Zusammen mit zwei Kollegen aus Europa waren wir als externe Berater eingeladen, um über die Zukunft des Arbeitsgebiets «Mensch-Tier-Beziehungen», heute Anthrozoologie genannt, und über tiergestützte Interventionen, worunter tiergestützte Therapie und tiergestützte Pädagogik verstanden werden, wie auch – unter bestimmten Bedingungen – über tiergestützte Aktivitäten zu diskutieren. Seither haben die Ereignisse alle Zukunftsprognosen im positiven Sinne weit übertroffen!

1987 organisierte das US-amerikanische Gesundheitsamt (NIH) einen Technologie-Workshop, welcher die bisherige Evidenz für die gesundheitsfördernde Wirkung von Heimtieren auf Menschen und auf ihr Wohlbefinden begutachtete, und kam zu dem Schluss, dass genügend Hinweise dafür vorhanden waren, weitere Forschungsgelder dafür zu rechtfertigen. (Diese wurden 2008/2009 in Millionenhöhe offiziell durch einen «Public private»-Zusammenschluss zur Verfügung gestellt und der normale, strenge Forschungsgesuch-Prozess dafür eingeleitet.) 1990 wurde der internationale Dachverband aller Organisationen, die sich mit Mensch-Tier-Beziehungen befassen, die IAHAIO, gegründet (www.iahaio.org). Sie hat heute über 75 Mitgliedsorganisationen, welche insgesamt über 100 000 Personen vertreten. Im White Paper (2014) der IAHAIO wurden die Definitionen der tiergestützten Therapie, der tiergestützten Pädagogik und der tiergestützten Aktivitäten von einer internationalen Kommission bestimmt und präsentiert. Während die IAHAIO ein Dachverband von Organisationen ist, sind die Mitglieder der 1991 gegründeten internationalen Gesellschaft für Anthrozoologie, ISAZ (www.isaz.net), die einzelnen Wissenschaftler und Akademiker auf diesem Gebiet. Die Europäische Gesellschaft (ESAAT, www.esaat.org) und die Internationale Gesellschaft für Tiergestützte Therapie (ISAAT, www.aat-isaat.org) wurden 2004 bzw. 2006 dafür gegründet, die Ausbildungsprogramme – und letztendlich die Praxis der tiergestützten Intervention – durch Akkreditierung zu fördern.

In der Schweiz wurde 2002 die Gesellschaft für Tiergestützte Therapie und Aktivitäten, GTTA (www.gtta.ch), gegründet; sie war zuerst als Förderverein, später auch als Berufsverband tätig. 2011 erfolgte schließlich die Gründung des Berufsverbands Tiergestützte Therapie, Pädagogik und Fördermaßnahmen e.V. (www.tiergestützte.de) in Deutschland. Beide Berufsverbände akzeptieren Absolventinnen und Absolventen der von der ISAAT und der ESAAT zertifizierten, beruflichen Weiterbildungsprogramme (in der nach 2011 gültigen Form) sowie Dozentinnen und Dozenten dieser Programme als ordentliche Mitglieder.

Nun, was hat das alles mit den Autoren und dem Inhalt dieses Buches bzw. der Beziehung zwischen dem Schreibenden und den Autoren zu tun?

Vorab muss ich erwähnen, dass ich Mitgründer der IAHAIO und der ISAZ und als Präsident der IAHAIO von 1995 bis 2010 immer bestrebt war (besser gesagt: manchmal dafür gekämpft habe), dass die Forscher und die Praktiker gemeinsam an den internationalen Kongressen der IAHAIO teilnehmen. Bis vor kurzem hatte die ISAZ alle drei Jahre ihre jährlichen wissenschaftlichen Treffen jeweils direkt im Anschluss an die IAHAIO-Weltkongresse am selben Ort, und innerhalb der IAHAIO-Konferenzen gab es sowohl Forschungsberichte wie auch programm-/praxisorientierte Sessionen. Die Wissenschaftler und Akademiker können Erklärungen für die Wirkung der Tiere auf uns Menschen und unsere Gesundheit postulieren und ihre Modellvorstellungen überprüfen. Wenn es um tiergestützte Interventionen geht, liefern die Praktiker zunächst die Falldaten, um diese Überprüfung zu ermöglichen. Erst wenn die Wirkung von den Wissenschaftlern statistisch belegt ist, können die Praktiker auf Anerkennung ihrer Interventionen durch die Gesundheitsbehörden und Krankenkassen hoffen. Diese Zusammenarbeit ist eine Win-win-Situation.

Genau so sind die in der Gemeinschaftspraxis tätigen Psychotherapeuten Elisabeth Frick Tanner und Robert Tanner-Frick in diesem Werk vorgegangen: Sie kombinieren Informationen zu den theoretischen Wirkmechanismen mit ihren jahrelangen Erfahrungen mit dem Einsatz von Tieren in ihrer psychotherapeutischen Praxis.

1996 begannen die beiden Autoren (als Praktizierende) und der Schreibende (als Hochschuldozent und Wissenschaftler) ihre Zusammenarbeit und veranstalteten gemeinsam den ersten zweitägigen Workshop in der Schweiz zum Thema «Tiere als Co-Therapeuten». Ein Ergebnis dieses gut besuchten Workshops war die Erkenntnis, dass das junge Fachgebiet *interdisziplinär* ist (und so gelehrt werden muss) und dass es bis dato nirgendwo auf der Welt ein Programm dafür gab, Fachkräfte für tiergestützte Interventionen beruflich weiterzubilden. Wir setzten uns immer wieder zusammen und entwickelten ein solches interdisziplinäres Curriculum, präsentierten es bei einem Weltkongress und erhielten sehr positive Rückmeldungen. Wir suchten qualifizierte Dozentinnen und Dozenten aus den Disziplinen, die wir nicht selbst vertraten, und offerierten 1999 das erste zweijährige, berufsbegleitende Weiterbildungsprogramm für tiergestützte Therapie, Pädagogik und Fördermaßnahmen in der Schweiz. Etwa gleichzeitig gründete

Ingrid Stephan ihr Institut für Soziales Lernen mit Tieren in der Nähe von Hannover. Inzwischen arbeiten wir vier eng zusammen. Seit 1999 bieten das Ehepaar Frick Tanner und mein eigenes Institut (I. E.T.) alle zwei Jahre diesen sehr beliebten Kurs an. Die Absolventinnen und Absolventen des I. E.T.-Kurses können der GTTA beitreten, Robert Tanner ist seit der Gründung Präsident und der Schreibende Vizepräsident der Gesellschaft. Als solcher vertritt Robert Tanner die GTTA im Berufsverband in Deutschland und bei der IAHAIO.

Relativ bald gab es einige Nachahmer-Kursanbieter – manche gut, manche weniger seriös – und auch Einzelpersonen, die sich als Experten auf diesem interdisziplinären Gebiet betrachteten. Es wurde klar, dass irgendein Zertifizierungssystem für die Ausbildungsprogramme nötig war, und wir drei gründeten 2004 zusammen mit Professor i. R. Erhard Olbrich, Institutsdirektorin Ingrid Stephan und Vertretern der österreichischen Kollegen an der Veterinärmedizinischen Universität und des TAT-Programms Wien die European Society for Animal Assisted Therapy, 2006 die damals noch strengere International Society for Animal Assisted Therapy, welche Ausbildungsprogramme akkreditieren bzw. zertifizieren. Interessanterweise spiegeln die Akkreditierungskriterien beider Organisationen mehr oder weniger das Curriculum und die Bedingungen wider, welche aus unserem ursprünglichen Workshop in der Schweiz stammen.

Seit 2008 ist das durch das I. E.T. in Zusammenarbeit mit der Gemeinschaftspraxis Frick und Tanner entwickelte Programm einer von nur elf ISAAT-akkreditierten beruflichen Weiterbildungslehrgängen weltweit. Momentan planen wir im Auftrag des Berufsverbandes GTTA den zehnten Zyklus dieses Kurses, ein kleines Jubiläum. Dieser soll noch mehr Praktika und Praxisbezug als die bisherigen Kurse haben – ein lang gehegter Wunsch der Autoren –, aber auch die umfangreicher werdenden ISAAT-Kriterien erfüllen. Auf jeden Fall freue ich mich auf die weitere Zusammenarbeit mit Elisabeth und Röbi und auf dieses neue sehr praxisorientierte Fachbuch für den Kurs!

PD Dr. sc. Dennis C. Turner

Einleitung

Vor über dreißig Jahren zeigte uns die Hündin Nina die positive Wirkung ihrer Anwesenheit im therapeutischen Alltag. Verschiedene Kinder und Jugendliche wollten sie kennenlernen. Sie forderten uns auf, ihr Einlass in die Praxisräumlichkeiten zu verschaffen. Dabei erlebten wir, dass viele Kinder und Jugendliche in der psychotherapeutischen Behandlung in ihren Kontakt- und Beziehungsmöglichkeiten offener und zugänglicher wurden. Wir verdanken unserer Nina, einer Mischlingshündin, den Zugang zur tiergestützten Arbeit.

Die wissenschaftlichen Erkenntnisse machten es uns möglich, uns mit der Mensch-Tier-Beziehung im therapeutischen und pädagogischen Kontext auseinanderzusetzen. Unsere eigenen Erfahrungen mit tiergestützten Interventionen konnten wir einordnen und zunehmend in die psychotherapeutischen Behandlungen integrieren.

Unseren therapeutischen Alltag ergänzen verschiedene Heimtiere: ein Hund sowie Katzen, Kaninchen, Meerschweinchen und Wellensittiche. Die Praxisräumlichkeiten und unser Wohnbereich sind zugleich das Revier unserer Tierkumpane.

Seit 1999 sind wir mit Dennis Turner Ausbilder im berufsbegleitenden Weiterbildungsgang in tiergestützten Interventionen am I. E.T. (Institut für Ethologie und Tierpsychologie).

Im Folgenden legen wir die theoretischen Grundlagen und unsere praktischen Erfahrungen der tiergestützten Psychotherapie dar. Auf die Verbundenheit und Affinität der Menschen zur Tier- und Pflanzenwelt gehen wir im ersten Teil ein.

Die Auswahl und Haltungsbedingungen unserer Tiere besprechen wir in den Kapiteln 2.4, 3.3 und 3.4.

Fallvignetten vermitteln ausgewählte Themen unserer Arbeitsweise. Diese Behandlungsverläufe stellen wir als Einzelfallstudien beschreibend vor. Wir sind bindungsorientierten, psychotraumatologischen, psychodynamischen und verhaltenstherapeutischen Therapiemethoden verpflichtet. Die Tiere begünstigen insbesondere die handlungs- und spielorientierte Psychotherapie bei Kindern sowie die Gesprächspsychotherapie mit Jugendlichen und Erwachsenen.

Die Psychotherapieforschung ist wegen ihrer Vielschichtigkeit sehr komplex. Grawe et al. (2001) haben die verschiedenen psychotherapeutischen Methoden auf ihre Wirksamkeit hin untersucht. Als therapeutisch bedeutsam stellten sie folgende Wirkfaktoren vor: Ressourcenaktivierung, Problemaktualisierung, Problembewältigung, motivationale Klärung und Therapiebeziehung (Grawe, 2005, S. 7). Dabei sind die Einflüsse dieser Wirkfaktoren störungs- und methodenübergreifend. Die Behandlungen richten sich spezifisch nach den individuellen und persönlichen Situationen der Klienten/Patienten. Somit ist unser therapeutisches Vorgehen patientenorientiert und nicht methodenorientiert.

In unseren Darstellungen ergänzen wir die von Grawe erarbeiteten Wirkfaktoren mit unserer bindungsorientierten Ausrichtung. Die Bindungstheorie wird in den Kontexten der Verhaltensforschung (Ethologie) und der Psychodynamik vorgestellt. Die verschiedenen Bindungsmodalitäten werden im Hinblick auf die tiergestützten Interventionen besprochen.

Da wir den Bezug zur praktischen Arbeit herstellen, wählen wir folgende Vorgehensweisen (in Anlehnung an Rudolf, 2015, S. 273ff.):

1. Beobachten und Beschreiben von Verhaltensweisen (*Deskription*).
2. Einfühlendes Verstehen (*Introspektion*): Wir nutzen unsere eigenen emotionalen Reaktionen, um die innere Situation des Gegenübers zu verstehen (Gegenübertragung).
3. Verständnis des Sinnhaften (*Hermeneutik*): Alle Äußerungsformen des Klienten, sein Kontakt- und Beziehungsverhalten gegenüber uns und unseren Tieren werden in seine Entwicklungs- und Lebensgeschichte sinngemäß integriert.
4. Erklärendes Verstehen (*Interpretation*): Die verschiedenen Erlebnis- und Verhaltensweisen versuchen wir in gültige, theoretische Konzeptualisierungen einzufügen.

H. G. Gadamer befasst sich mit dem «unaufhebbaren Gegensatz zwischen Wissenschaft und Praxis». Die Wissenschaft bezieht sich auf den «Stand der Forschung» vs. «Praxis ist stets auch Wahl und Entscheidung zwischen Möglichkeiten». Letzteres versucht das zu machen, was man machen kann (Gadamer, 1993; zit. nach Rudolf, 2015, S. 284). Die Tiere sind spontan und aktiv im therapeutischen Prozess dabei: Wie ihre Anwesenheit Behandlungsverläufe mitbestimmt, werden wir in diesem Buch beschreiben.

Angesichts unserer vorwiegend idiografischen, deskriptiven Vorgehensweisen sowie der geringen Anzahl heterogener Falldarstellungen müssen wir auf eine quantitativ messbare Evaluation verzichten.

In Hinblick auf eine bessere Lesbarkeit des Buches verwenden wir bei Personennennungen jeweils die männliche Schreibweise wie Klienten, Kollegen usw. Selbstverständlich sind hiermit immer beide Geschlechter gemeint.

Unser Dank gilt Renate Meyer-Koprio und Ulla Setter to Bulte. Sie haben uns mit Rat und Tat unterstützt sowie das Manuskript eingehend geprüft.

1 Grundlagen der Mensch-Tier-Beziehung

1.1 Entwicklungsgeschichte

Die gemeinsame stammesgeschichtliche Entwicklung verbindet uns Menschen mit der belebten Natur. Wir sind Teil der uns umgebenden Umwelt, die wir aktiv mitgestalten.

Wenn wir die Beziehungen zu unseren Mitmenschen, zur gesamten belebten Natur sowohl mit Tieren wie Pflanzen in entwicklungsgeschichtlichen Zusammenhängen sehen, können wir die tiefe Verbundenheit mit allem Lebendigen erkennen und erleben. Als ein für mystische und spirituelle Erfahrungen offener Mensch beschreibt Angelus Silesius diese Erkenntnisse mit der indischen Lebensweisheit: «Gott schläft im Stein, atmet in der Pflanze, träumt im Tier und erwacht im Menschen.» Er betont damit nicht allein die Verbundenheit aller Lebensvollzüge untereinander, sondern auch deren gemeinsamen geistig-spirituellen Grund.

Die folgenden Ausführungen beziehen sich auf den heutigen Wissensstand der Mensch-Tier-Beziehung. Wir versuchen in unseren Therapiebeispielen, geistes-, sozial- und naturwissenschaftliche Erkenntnisse zu integrieren. Als psychotherapeutisch Tätige richten wir unser Augenmerk vorwiegend auf Einzelfallstudien: Die Tiere sind Teil und Akteure unseres therapeutischen Settings. Im sozialen Interaktionsspielraum sind unsere Tiere oft anwesend und laden zu *realen Aktivitäten* wie zu *symbolischen Fantasien und Gestaltungen* ein.

Kotrschal weist darauf hin, dass die Kumpantierbeziehungen in den neueren Erkenntnissen nicht unangemessen «vermenschlicht» werden, sondern dass unsere Zuwendung zu ihnen ihre sozialen Bedürfnisse erfüllt. «Es kann sich zwischenartlich eine tiefe, affektive Beziehung entwickeln, die von Menschen nicht nur subjektiv empfunden, sondern auch in ihren verhaltens- und physiologischen Komponenten objektiv erfasst werden kann.» (Kotrschal, 2014b, S. 30) Die Vertrautheit zu unseren Tieren gibt uns Hinweise, sowohl unser eigenes wie das Erleben der Tiere in ganzheitlicher Verbundenheit zu verstehen.

Aus der praktischen Arbeit wissen wir, wie notwendig es ist, auf die Bedürfnisse, Lebensrechte und artgerechte Haltung unserer Tierbegleiter zu achten. Die Tiere dürfen nicht als therapeutische «Methode» instrumentalisiert und eingesetzt werden. Wir achten darauf, dass die Tiere möglichst ihrem Verhaltensrepertoire und ihrem individuellen Wesen gemäß die therapeutischen Prozesse begleiten.

Für die tiergestützte Arbeit eignen sich nur domestizierte Tierarten, gemäß Deklarationen der IAHAIO. Die jahrtausendelangen gemeinsamen Entwicklungswege helfen, sich aufeinander zu beziehen, sich zu vertrauen und zu verständigen (vgl. Kap. 2.4, Auswahl der Tiere).

Aus evolutionsbiologischer Sicht beschreiben Hare et al. (2012; zit. nach Kotrschal, 2014b, S. 10): «Domestikation, also die Haustierwerdung, wird heutzutage vor allem als Selektion auf Zahmheit verstanden, mit der weitreichende genetische Veränderungen verbunden sind.» (S. 10) Kotrschal ergänzt: «Dadurch verändern sich neben dem Wesen der menschennahe lebenden Tiere im Vergleich zur Wildform auch andere Merkmale. Sie werden ruhiger, weniger fluchtbereit und für Menschen besser zu führen.»

Im Kapitel «Die Wurzeln der Spiritualität im Animismus» legt Kotrschal dar, «dass die menschliche Spiritualität und Religiosität in der ursprünglichen Mensch-Tier-Beziehung wurzelt ..., dass Spiritualität die Basis für beinahe alle Domestikationen bildet.» (S. 78) Die ursprünglichen Jäger- und Sammlergesellschaften waren in ihren Erlebnisformen mit ihrer Umwelt verschmolzen. Die Beseeltheit von Natur, Pflanzen, Tieren und Dingen war für sie real und mit lebenserhaltenden Kräften und Energien versehen. So erlebte die Gemeinschaft der frühen Stammesgesellschaften die Tiere als beseelte Wesen, deren Körper- oder Schatten-/Hauchseelen nach ihrem Tod, genauso wie verstorbene Menschen, als Geistwesen weiterleben konnten.

Kleinkinder durchlaufen in ihrer Entwicklungszeit als Individuen vergleichbare Erfahrungen. In ihrem Denken, Empfinden, Wahrnehmen und Fühlen sind sie magisch, animistisch verwoben mit ihrer Umwelt. Sie erleben und interpretieren ihre Welt aus ihrem subjektiven, egozentrischen Standpunkt. Besonders eindrücklich ist die Faszination und Begeisterung der Kinder im Zusammensein mit Tieren. Kleinkinder erleben die Tiere als Teil ihrer selbst und sind mit ihnen fast vollkommen verschmolzen (Selbstobjekt). Für Schulkinder werden Aspekte wie Tröster, Freund und Kumpan zusätzlich wichtig.

Bergler hat in seinem Buch «Warum Kinder Tiere brauchen» eine psychologische Untersuchung durchgeführt, um das Bindungsverhalten der Kinder zu ihrem Hund zu erforschen. Er hat die Kinder angeregt, ihren Hund selbst zu beurteilen. Auf die Frage: «Weshalb ist es denn schön, einen Hund zu haben?», reagierten die Kinder spontan und freudig. Ihre Schilderungen zeigten, wie groß ihre gefühlsmäßige Bindung an das Tier ist. Die Anwesenheit des Hundes bereichert das Leben der Kinder. Mit dem Tier zusammen werden ihnen neue Lebensmöglichkeiten aufgezeigt, und ihr Leben wird abwechslungsreicher und vielfältiger. Der Hund hilft dem Kind, mit andern in Kontakt zu kommen. Gerade bei emotional gehemmten und ängstlichen Kindern übernimmt er eine hilfreiche Brückenfunktion, um sie aus ihrer Isolation und Vereinsamung zu lösen. Der Hund vermittelt den Kindern Schutz und Sicherheit. Dieser Schutz gibt ihnen Stärke und Ruhe und hilft ihnen zu mehr Selbstbewusstsein. Als wichtiges Kriterium wird der Hund als **Gesprächspartner und Gesprächsstoff** bei Kindern genannt. Der Hund ist der ideale Freund, Zuhörer und Spielkamerad in allen Lebenslagen. Der Hund ist immer anwesend, er hört zu, gibt das Gefühl, verstanden zu werden, hat Geduld und begegnet dem Kind mit Sympathie und Vertrautheit. Das Kind kann ihm alles erzählen, muss nicht mit einer tadelnden, abwertenden oder sogar strafenden Haltung rechnen. Das Kind kann den Hund streicheln und liebkosen, er vermittelt dem Kind, dass es von ihm beschützt wird (vgl. Bergler, 1994, S. 35).

Piaget, der Begründer der kognitiven Entwicklungspsychologie, betont in seinem Werk die Bedeutung der Handlung als Grundlage unserer seelisch-geistigen Entwicklung. «Erkenntnis beginnt mit Handlungen in einer einzigen Richtung, und sie ist zunächst auf die eigene Aktivität konzentriert.» (Piaget, 1981, S. 22) Dies lässt uns die Begeisterung und Freude von Kindern mit handelnden und bewegungsfreudigen Tieren verstehen. Das Zusammensein mit aktiven Tieren bereichert unser menschliches Dasein. Das sensomotorische Stadium, d.h. die vorsprachliche Entwicklungsstufe nach Piaget, teilen wir mit den Tierkumpanen. Viele Menschen genießen körperliche Aktivitäten im Zusammensein mit Tieren, beim Reiten, Sport, Wandern etc.

Fallbeispiel Anja

Anja verweigerte aufgrund seelischer Konflikte die sprachliche Kommunikation außerhalb der Familie (elektiver Mutismus). Bereits im Kindergartenalter bemühte sich das aufgeweckte Mädchen, schreiben zu lernen, um sich mitzuteilen. Zu Beginn jeder Therapiestunde begrüßte das Kind die beiden Siam-Thai-Katzen, selbstverständlich ohne sprachliche Äußerungen. Im Kontakt mit den Tieren zeigte sie eine äußerst differenzierte Körpersprache, die ich verbal kommentierte. Anja war erstaunt über die vielfältigen Ausdrucksweisen der beiden Katzen, insbesondere deren Vokalisationsverhalten. Dieses Initialritual verhalf uns, die anschließende psychotherapeutische Arbeit überhaupt zu beginnen: Im Sandspiel und in anderen symbolisch-gestalterischen Ausdrucksformen bearbeitete das Kind seine seelischen Schwierigkeiten. Am Ende jeder Stunde war es für Anja notwendig, sich von den beiden Katzen zusammen mit der Mutter zu verabschieden. Beim Verlassen der Praxis sprachen Tochter und Mutter miteinander in ihrer Muttersprache. (Therapieabschluss mit 8½ Jahren)

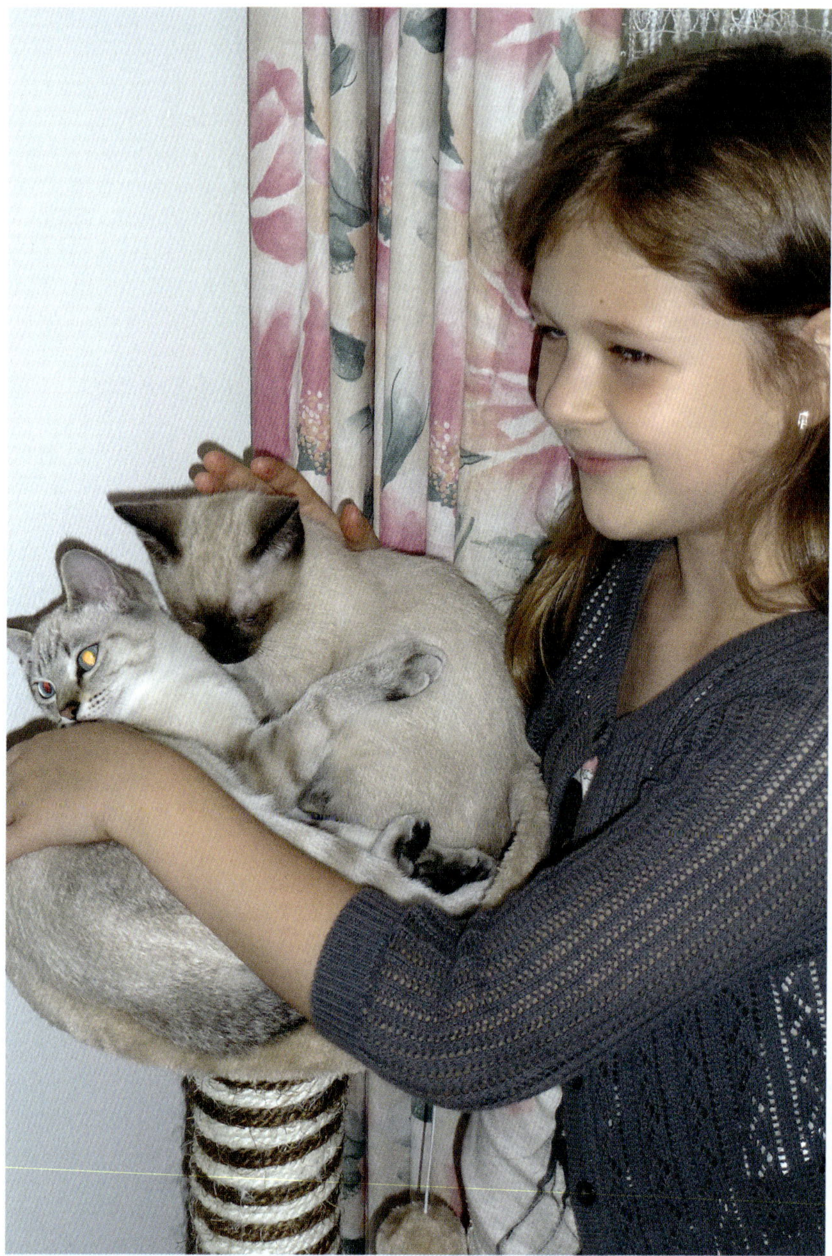

Abbildung 1: Anja verabschiedet sich von den beiden Siam-Thai-Katzen

Liber Dr. Tanner
Ich finde Ihre
Katze so Süs und
einen gruss von
Frau Lehmann

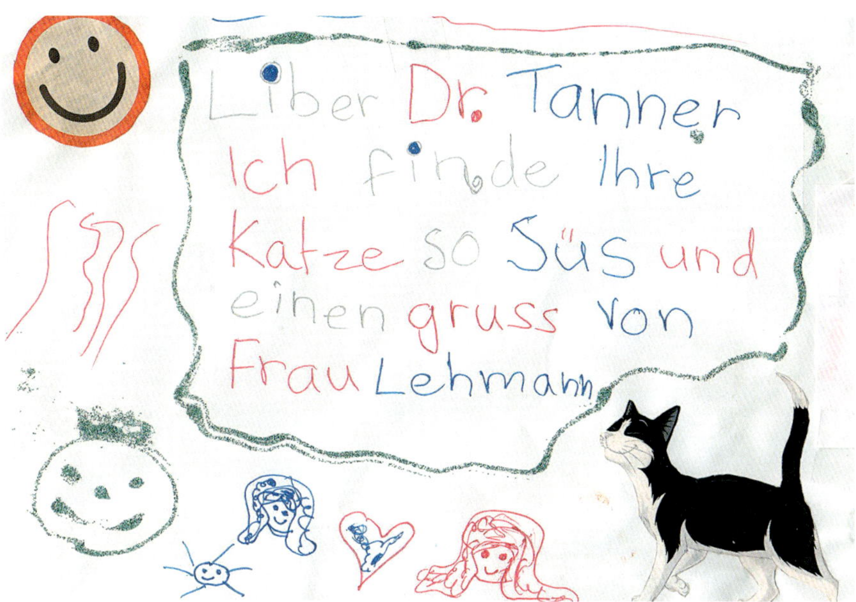

Abbildung 2: Mitgebrachte Zeichnung für die Therapiestunde

Anjas Therapieprozess zeigt, wie im Kontakt mit den beiden Katzen und dem Therapeuten verschiedene seelisch-geistige Schichten angesprochen wurden. Gegenüber den Katzen öffnete sich das Mädchen auf der nichtsprachlichen, ursprünglichen Ebene; mit dem Therapeuten versuchte das Kind, sich mit kulturellen Hilfsmitteln zu verständigen.

Im Traumerleben, in der Trance und in emotional bedeutenden Situationen verbinden wir uns mit nichtsprachlichen, archaischen Erlebnismöglichkeiten und haben Zugang zu vital ursprünglichen Empfindungen. Im Kontakt mit den Tieren gelang es dem Kind, sich von ihrer eigenen, nur auf die Mutter bezogenen Welt zu lösen.

Wir sind überzeugt, dass im therapeutischen Geschehen diese instinktnahen Kräfte und Energien wirksam werden: C.G. Jung selber hat diese animistischen Kräfte in den tiefenpsychologisch-analytischen Behandlungsprozessen aufgenommen und in seinem Konzept des kollektiven Unbewussten als Libido dargestellt. Unter Libido versteht er die *psychische Energie,* die die Intensität des psychischen Vorganges, sein *psychologischer Wert* (Bedeutung; Anm. der Verf.) ist. (Jung, 1971a, S. 490) Der Libidobegriff beinhaltet sowohl objektive Kraft als auch subjektiven Intensitätszustand. C.G. Jung verweist auf die in unterschiedlichen Stammeskulturen vorkommenden Vorstellungen, wie «wakanda» (Dakota), «churinga» (Australien), «mana» (Melanesien) etc. Diese Begriffe umschreiben

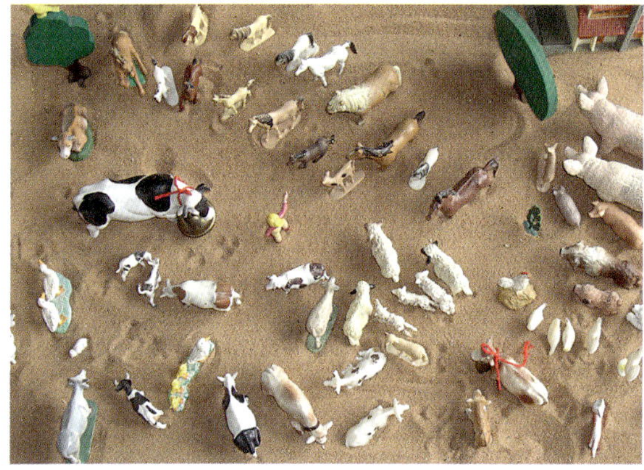

Abbildung 3: Sandbild: Bauernhof mit vielen Tieren (Anja, 6-jährig)

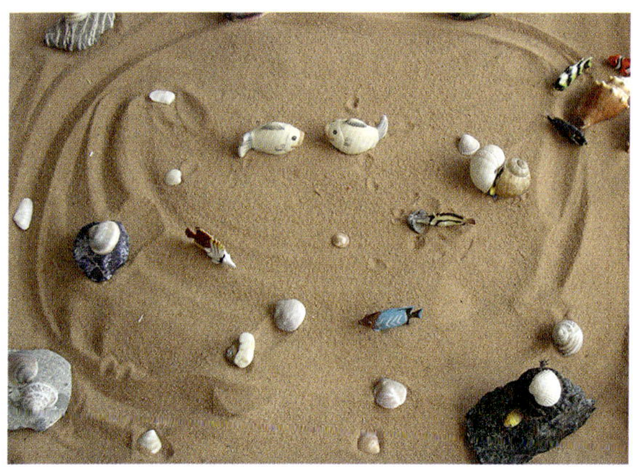

Abbildung 4: Sandbild: Die Kreisdarstellung weist auf ihr zentriertes, ganzheitliches Erleben hin (Anja, 8-jährig)

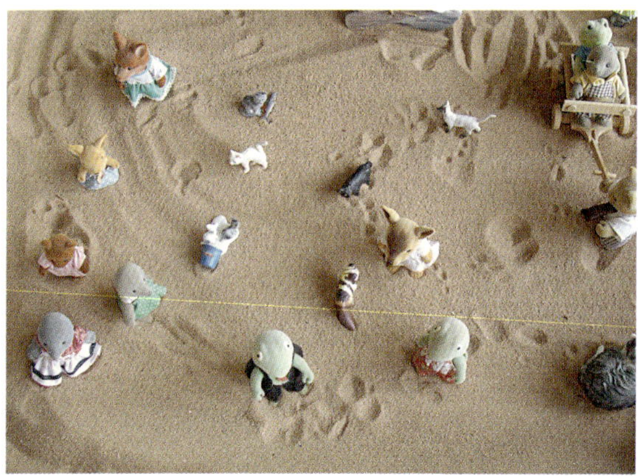

Abbildung 5: Sandbild: Die vermenschlichten Tiere (Simbafiguren) zeigen die Zuwendung und Öffnung gegenüber den Mitmenschen (Anja, 8½-jährig)

eine Energievorstellung, «die die Tatsache der Beziehung und der durch sie hervorgerufenen Empfindung bezeichnet». (Jung, 1971b, S. 72)

In seinen Ausführungen über die Traumaheilung bestätigt Levine, wie wichtig es für unser emotionales und physisches Wohlbefinden ist, dass wir mit unseren naturnahen Instinkten verbunden sind. Insbesondere hilft es uns Menschen, unsere vitalen Seiten zu spüren und uns unserem ganzheitlichen Empfinden und Erleben zuzuwenden. «Fehlt den Menschen der Zugang zu dem instinktiven Teil ihrer Existenz, entfremden sich Körper und Seele. Nur die wenigsten Menschen betrachten oder erfahren sich als menschliche Tiere. Doch wenn wir die Instinkte und natürlichen Reaktionen nicht in unser Leben integrieren, sind wir auch keine Menschen im umfassenden Sinne.» (Levine, 1997, S. 52) Auch in der Jung'schen Neurosenlehre wird die Entfremdung vom instinktiven Teil, dem Unbewussten unserer Seele als Ursache vieler pathologischer Entwicklungen gesehen.

Im psychotherapeutischen Prozess bestätigen vielseitige Erfahrungen, dass die Anwesenheit der Tiere diese Kräfte und Lebensenergien weckt und fördert (vgl. Kap. 2.2, Spiegelneuronen).

Im heutigen Verständnis helfen «Krafttiere» als Begleiter des Lebens, in Anlehnung an schamanistische Vorstellungen, diese ursprünglichen, archaischen Wurzeln unserer Seelenkräfte zu beleben. Krafttiere vermitteln Botschaften unseres Unbewussten und verbinden uns mit unserer inneren Welt. So sind für einige Kinder und Jugendliche in unserer Praxis diese «Krafttiere» eine wichtige Energiequelle und Ressource für ihre Entfaltung. Diese können konkret in verschiedenen Kartensets gezogen oder imaginativ erspürt werden. Tiere in Imaginationen symbolisieren, ähnlich wie in Märchen, oft hilfreich unterstützende Begleiter.

1.2 Biophilie-Hypothese

Wie dargelegt, werden im Kontakt mit Tieren emotional und mental ursprüngliche, primäre Prozesse geweckt und tiefe Schichten des seelischen Erlebens bei uns Menschen angesprochen. Die Anwesenheit eines Tieres aktualisiert die Entfaltung dieser seelischen Energien und unsere Verbundenheit mit dem Lebendigen. Kellert und Wilson (1993) und Kellert (1997) haben aus Sicht der Evolutionsbiologie die Biophilie-Hypothese aufgestellt. Sie verstehen darunter die Affinität des Menschen zum Leben, die bei allen Menschen und Tieren biologisch fundiert und angeboren ist (Olbrich & Otterstedt, 2003, S. 80). Dazu Kellert und Wilson: «… dass der Mensch das Bedürfnis nach Verbindungen zu anderen Formen des Lebens hat, sowohl zu der Vielfalt von Lebewesen – Tieren und Pflanzen – als auch zu Landschaften und Ökosystemen.» (Kellert & Wilson, 1993; zit. nach Vernooij

& Schneider, 2010, S. 5) Diese Verbundenheit kann sich in vielseitiger Weise ausdrücken, z.B. in Gefühlen von Verwandtschaft, Liebe, Empathie, Wertschätzung und Respekt gegenüber allem Lebendigen.

Aus seinem psychotherapeutischen Erfahrungshintergrund benutzt der Psychoanalytiker Erich Fromm bereits 1964/1981 den Begriff der Biophilie. Im Zusammenhang mit seinen Aggressionsforschungen und den strukturbedingten Gewalttätigkeiten der Menschen verweist er auf den Gegensatz zwischen den Orientierungen der «Liebe zum Lebendigen» (Biophilie) und der «Liebe zum Toten» (Nekrophilie). Dazu Fromm (1981, S. 43): «Die produktive Orientierung ist die volle Entfaltung der Biophilie. Wer das Leben liebt, fühlt sich vom Lebens- und Wachstumsprozess in allen Bereichen angezogen.»

1.3 Ich-Du-Evidenz

Für Greiffenhagen und Buck-Werner hat die Mensch-Tier-Beziehung Qualitäten einer «Du-Evidenz». Darunter verstehen sie: «Mit Du-Evidenz bezeichnet man die Tatsache, dass zwischen Menschen und höheren Tieren Beziehungen möglich sind, die denen entsprechen, die Menschen unter sich beziehungsweise Tiere unter sich kennen.» (Greiffenhagen & Buck-Werner, 2007, S. 22) Diese Du-Evidenz zeichnet sich durch gegenseitige Vertrautheit, Nähe und Zuneigung aus. Dabei ist wesentlich, dass Tiere als Kumpan, als Freund, als Familienmitglied mit **persönlicher, individueller Wesensart** erlebt werden. Indem wir den Tieren Namen geben, erhalten sie ihre eigene, einzigartige Individualität. Jane Goodall (Goodall & Berman, 2006) hat in ihren Feldforschungen zu den einzelnen Primaten durch die Namensgebung eine persönliche Beziehung aufgebaut. Es sind die persönlich erfahrenen Erlebnisse, die die Beziehung zwischen Tieren und Menschen auszeichnen. Vernooij und Schneider (2010) weisen darauf hin, dass in der Du-Evidenz der Mensch-Tier-Beziehung vor allem die sozio-emotionale Ebene angesprochen wird (Vernooij & Schneider, 2010, S. 8).

Das einzelne Tier zeigt seine Empfindungen und Gefühle spontan, ursprünglich, unverfälscht und individuell. Es ist mit seinen Instinkten und den geheimnisvollen Grundlagen des Lebens zutiefst verbunden. Im Zusammenleben mit der menschlichen Gemeinschaft entwickelt es sich zum unverwechselbaren Individuum. Durch unsere Bezogenheit auf das Tier treten wir mit naturhaften Kräften unserer Seele in Verbindung. Im Erfahren dieser Beziehungen erleben wir uns als Teil der Schöpfung (vgl. Abschn. 1.5)

1.4 Tiefenpsychologische Aspekte

Aus unseren Träumen, Märchen und Mythen sind uns verschiedene Tiere bzw. Tiergestalten vertraut. In der analytischen Psychologie nach C.G. Jung weisen diese Tierfiguren in Träumen und Imaginationen auf ursprüngliche, seelische Energien hin, die mit unserer vitalen Seelenseite verbunden sind. Symbolisch verweisen Tiergestalten auf den instinktiven, naturnahen Teil unserer Seele. Sie stehen in tiefer Bezogenheit mit unserem Erleben und Fühlen. Ebenfalls aus der analytischen Psychologie ergänzt Marie-Louise von Franz, dass die Tiere mit ihrer Umgebung, mit ihrem Lebensraum und der Zeit eng verbunden sind. Sie haben ihre Territorien und ihre Nahrung genau auf ihre Instinkte und Umwelt abgestimmt. Sie beschreibt die Tiere im Individuationsprozess als zentrale Symbole des Selbst. «Das Selbst wird oft durch ein Tier symbolisiert, welches unsere Instinktnatur und deren Verbindung zur Naturumgebung darstellt. (Darum gibt es auch in Mythen und Märchen so viele ‹hilfreiche Tiere›.)» (von Franz, 1982; zit. nach Jung, 1982, S. 207)

In der Beziehung mit den Tieren sind wir unseren ursprünglichen, instinktiven Seelenanteilen nahe. Wir treten mit unserer «Tierseele» in Kontakt und spüren unsere eigene, ursprüngliche Lebensenergie. Tiefe, seelische Schichten unseres Unbewussten werden aktiviert und lebendig. Diese instinktiven Seiten werden sowohl seelisch als auch körperlich erlebt. Tiere können als (bewegte) Träger seelischer Energie verstanden werden. Sie sind ein «nicht erzogenes, nicht differenziertes und nicht vermenschlichtes Stück ‹seelischer Energie›, welches noch zwangsartigen Triebcharakter besitzt, also nicht durch Domestikation gezähmt ist». (Jung, 1971a, S. 523) Unter Triebvorgängen versteht Jung all diejenige Energie, die das Bewusstsein nicht steuert.

Aniela Jaffé, eine Schülerin C.G. Jungs, weist im Zusammenhang mit Tierträumen darauf hin: «Die bekannten Träume von der Verfolgung durch ein Tier weisen fast immer darauf hin, dass der vom Bewusstsein abgespaltene Instinkt wieder aufgenommen und in das Leben integriert werden sollte oder möchte! ... Der verdrängte und verwundete Instinkt ist die Gefahr des zivilisierten Menschen, die ungehemmte Triebhaftigkeit diejenige des primitiven.» (Jaffé, 1982; zit. nach Jung, 1982, S. 239) Das Bewusstmachen und Annehmen der Tierseele ist die Voraussetzung zur Ganzheit, d.h. zur Zuwendung zum Lebendigen. Für unsere Entwicklung sind die bildhaften Ausdrucksweisen von Tieren hilfreiche Seelenanteile, die uns in Verbindung mit unserer Ganzheit führen: «Der eine hat das Tier in seiner Seele zu heilen und sich mit ihm zu befreunden, der andere muss es zähmen, um es zum hilfreichen Gefährten zu machen.» (Jaffé, 1982; zit. nach Jung, 1982, S. 239)

Bereits C.G. Jung und Sigmund Freud haben ihre eigenen Hunde in ihre psychotherapeutische Arbeit mit einbezogen. Bezeichnenderweise finden wir Hinweise über die Anwesenheit der Chow-Chow-Hündin Jofie in Freuds Sprechzimmer nur in der Sekundärliteratur. Paula Fichtl, die Haushälterin der Familie Freud, berichtet über die Hündin Jofie, dass sie «bei Analysen fast immer zu Füßen des Professors neben der Couch liegt, das Ende einer Sitzung ankündigt, indem sie bellend zur Türe strebt ...» (Berthelsen, 1994, S. 53) und: «Ein Besucher oder Patient, von dem sich Jofie unwillig schnüffelnd abwendet oder vor dem sie gar knurrend unter den Schreibtisch zurückweicht, der hat es nicht leicht, noch Gnade vor den Augen des Meisters zu finden.» Das Dienstmädchen zitiert Freud: «Wen die Jofie nicht mag, bei dem stimmt auch etwas nicht.» (S. 34)

Ein Analysand erzählte uns, dass der Hund C.G. Jungs, ein Riesenschnauzer, während der Sitzungen Einlass ins Sprechzimmer begehrte. Der Hund saß nahe bei Jung und steckte öfters die Schnauze in seinen Kittel.

Obwohl der positive Einfluss der tierischen Begleiter im Sprechzimmer von Freud und Jung nicht explizit dargestellt wurde, ist anzunehmen, dass Freud und Jung die Anwesenheit ihrer Hunde als unterstützend und wohltuend *auch für sich selber* erlebt haben.

1.5 Spiritualität und Schöpfung

Der Theologe und Psychotherapeut Eugen Drewermann vermittelt in seinem umfangreichen Lebenswerk ein spirituell-religiöses Erleben, das die Grundlagen der jüdisch-christlichen, abendländischen Geistes- und Kulturentwicklung aufnimmt und die heutigen naturwissenschaftlichen Erfahrungen ergänzt. Für uns Menschen der Postmoderne sucht er gültige Lebensorientierungen, die auch unsere Verbundenheit zu unseren Mitgeschöpfen in der Tier- und Pflanzenwelt berücksichtigen. In seinen Schriften integriert er natur- und geisteswissenschaftliche Erkenntnisse und grenzt diese von dogmatischen Glaubensvorstellungen ab. Als Theologe beschäftigt er sich eingehend mit der Beziehung zwischen Gott und den Menschen, als tiefenpsychologisch orientierter Psychotherapeut mit den seelisch-geistigen Entwicklungen und Erkrankungen sowie als naturwissenschaftlich Orientierter mit der Stellung der Menschen in der «Schöpfung Gottes». Aus seinem Verständnis betont er die Mitgeschöpflichkeit der Tiere als Begleiter der Menschen im biologischen und sozio-kulturellen Evolutionsprozess. Dabei verweist er vielfach auf die ethischen Verpflichtungen und die Verantwortung der Menschen gegenüber der Schöpfung.

Bevor wir auf die mythologisch ausgestalteten Schöpfungsgeschichten im ersten Buch Mose, der Thora, bzw. des Alten Testaments eingehen, weisen wir auf wesentliche Ausführungen Drewermanns zum religiösen Verständnis hin. Er schreibt zu einem grundlegend religiösen Thema, nämlich zur Frage der Theodizee («Rechtfertigung Gottes»): «Sie (die Frage; Anm. der Verf.) ist die Folge eines fundamentalistischen Missverständnisses im Sprechen von Gott. Man verwechselt ganz einfach Daseinsauslegung (*Hermeneutik*) mit Welterklärung (*Metaphysik*), man interpretiert eine zentrale Chiffre der Begründung des Sinns menschlicher Existenz mit einem Begriff zur Erklärung des Seins der Welt, man stellt Fragen der Geisteswissenschaften auf eine Art und Weise, als ob Theologie (oder Philosophie) nichts weiter wäre als eine spekulative Vorform der Naturwissenschaften.» (Drewermann, 2001, S. 205) Als Theologe hält er in Abgrenzung zu jeglichen Formen eines Kreationismus («Gott habe die Welt erschaffen») oder eines fundamentalistischen Für-wahr-Haltens fest: «Gott ist kein Teil der Natur, und was er ‹wirkt›, spielt sich ab auf der Ebene der Deutungen, nicht der Ereignisse.» (Drewermann, 2001, S. 158)

Für unsere therapeutische Arbeit ist die Bezugnahme auf spirituelle Fragen wesentlich, insbesondere wie sie sich in den Ausdrucksweisen der Märchen, Mythen und Symbole zeigen. Zudem wirken diese spirituellen und schöpferischen Kräfte auch im Erleben des Einzelnen. Als psychotherapeutisch Tätige erkennen wir diese symbolischen Darstellungen in der Art und Weise der Mitteilungen, dem Spielverhalten, in gestalterischen Handlungen, aber auch in Träumen und regressiven Zuständen. Wesentlich ist bei den Ausdrucksformen neben formalen Aspekten auch der inhaltliche Bezug zu den «energetischen Kräften», die in diesen mythischen Stoffen verborgen sind. Im Therapieverlauf achten wir auf die Bewusstwerdung dieser urtümlichen, «archetypischen» Vorstellungen und Bilder (vgl. Kap. 1.1 und 1.4, Libidobegriff als psychische Energie nach C. G. Jung). Diese instinktnahen Energien können sich als Tierfiguren in Träumen und in kreativen Gestaltungen konkretisieren.

Bei der Darstellung der Schöpfungsgeschichten werden wir im therapeutischen Rahmen nicht auf die *soziale Realität* und den kulturhistorischen Kontext dieses Mythenkomplexes eingehen, wie dies z. B. Malinowskis *funktionalistische Deutungen* nahelegen. Für diesen Autor «liegt die Realität des Mythos ... in seiner sozialen Funktion» (Malinowski, 1948; zit. nach Drewermann, 1988, S. XXXI). Wie in Kapitel 1.1 erwähnt, werden spirituelle Kräfte als Motive und Grundlagen des Domestikationsprozesses der Tiere in der stammesgeschichtlichen Menschheitsentwicklung gesehen. In Ergänzung zum funktionalistischen Deutungsansatz ist für den therapeutischen Zugang das *symbolische Interpretationsverfahren* von Mythen wichtig. Dabei sind nicht die Symbole an sich, sondern die *Bedeutungsverleihung der Symbole* in unserer heutigen, individuellen Existenz wesentlich. Gelingt es dem Klienten, allgemeingültige, kulturell vorgegebene Symbole als eigene, *seelische Bilder* zu erkennen, zu erfahren, ihnen Bedeutung zu geben und sie weiterzuentwickeln?

Die biblischen Schöpfungsberichte, wörtlich verstanden als Lebensorientierung, haben den kulturhistorischen Entwicklungsverlauf wesentlich beeinflusst, den anthropozentrischen Standpunkt des Menschen in dieser Welt zu festigen. Damit wurde der «instrumentelle Gebrauch» der Tiere mit den als Offenbarungsglauben vorgegebenen Begründungen gerechtfertigt. Um die Unterwerfung der oft als bedrohlich erlebten Natur(kräfte), die Vorherrschaft des Menschen über die Tierwelt und den ausbeuterischen Gebrauch der Natur zu legitimieren, werden die Berichte der biblischen Schöpfungsmythen wörtlich verstanden und einseitig ausgelegt. Es wird allein aus menschlicher Sichtweise gezeigt, wozu unsere Mit- und Umwelt «benutzt» werden kann, anstelle der Beziehungsgestaltung zwischen Gott und seiner Schöpfung. Wir stellen in den folgenden Ausführungen diese kulturhistorischen Fakten anhand der jüdischen Überlieferungen vor. Für weitere Aspekte des Tieres in den verschiedenen Religionen verweisen wir auf Otterstedts Buch «Die Mensch-Tier-Beziehung im interkulturellen Vergleich» (Otterstedt, 2009, S. 294 ff).

Das **hebräische Kulturgut** überliefert uns in der Thora (1. Buch Mose) zwei Darstellungen über die Entstehung der Welt: In den Schöpfungsberichten in Genesis 1 und 2–11 wird auf das Wesen, die Gestalt, die Eigenart des Geschaffenen in seinem Verhältnis zum Schöpfer eingegangen. Es sind beide, sowohl die *Priesterschrift* als auch die dem *Jahwisten* zugeordnete Erzählungshandlungen, keine Erklärungen zur Weltentstehung. Sie sind daher nicht als metaphysische Wahrheiten zu verstehen. Vielmehr befassen sie sich mit existenziellen Aspekten des Lebens: Fragen nach den *Beziehungen* zwischen Gott und seiner von ihm geschaffenen Welt, nach den Beziehungen der Menschen untereinander und der Daseinsdeutung unseres Lebens (Hermeneutik). Das Verhältnis und die Verantwortung gegenüber unseren Mitgeschöpfen und unserem Lebensraum stehen im Vordergrund.

Die in *mythischen Bildern* am Anfang des Buches Mose überlieferten Darstellungen zeigen tief greifende Auswirkungen: Je nachdem, wie sie verstanden wurden, prägten sie über Jahrtausende wesentlich das Menschen- und Weltbild unserer abendländischen Kultur. Neuerdings werden diese Mythen im **Kreationismus** in wörtlichem Verstehen zur Erklärung naturgeschichtlicher Zusammenhänge missbraucht. In der Bibel wird die auf über 15 Milliarden Jahre veranschlagte Entwicklung unseres Universums auf knapp 6000 Jahre zusammengefasst und gleichsam in einem magisch-animistischen Verständnishorizont dargelegt. Dies widerspricht der entwicklungsgeschichtlichen Verbundenheit alles Lebendigen, die in der Evolutionslehre wissenschaftlich belegt wurde. Die Sonderstellung des Menschen wird hervorgehoben und fälschlich ausgelegt. Dies kann zu einem unüberlegt ausbeuterischen Umgang mit allem Lebendigen führen.

Wie erwähnt, stehen zu Beginn des Alten Testaments in den ersten Kapiteln des 1. Buches Mose zwei Autorenquellen aus verschiedenen Zeiten nebeneinander. Diese Schöpfungsgeschichten stammen aus unterschiedlichen mythologischen Sinnzusammenhängen.

Nach der **Priesterschrift,** verfasst um 600 v. Chr. (babylonisches Exil 597–538 v. Chr.) werden in den ersten vier Tagen die «geologisch-materiellen Grundlagen» der Welt geschaffen (Licht, Bodenplatte, Gestirne etc.). Um das biblische Mensch-Tier-Verhältnis in seinen sozio-kulturellen Auswirkungen zu verstehen, gehen wir auf die folgenden Schöpfungstage ein:

Am 5. Tag: «Und Gott sprach: Es wimmle das Wasser von lebendigem Getier und Vögel sollen fliegen auf Erden. ... Und Gott schuf große Walfische und alles Getier, das da lebt und webt, davon das Wasser wimmelt, ein jedes nach seiner Art, und alle gefiederten Vögel, einen jeden nach seiner Art. Gott segnete sie und sprach: Seid fruchtbar und mehret euch.» (Gen 1, 20 bis 1, 22, nach Luther)

Am 6. Tag: «Und Gott sprach: Die Erde bringe hervor lebendiges Getier, ein jedes nach seiner Art: Vieh, Gewürm und Tiere des Feldes, ein jedes nach seiner Art.» (Gen 1, 24)

Erst dann wendet sich Gott in Gen 1, 26 den Menschen zu: «Und Gott sprach: Lasset uns Menschen machen, ein Bild, das uns gleich sei, die da herrschen über die Fische im Meer und über die Vögel unter dem Himmel und über das Vieh und über alle Tiere des Feldes und über alles Gewürm, das auf Erden kriecht.»

Dieser Auftrag wird in Gen 1, 28 nochmals bekräftigt und bezüglich der Ernährung des Menschen in Gen 1, 29 spezifiziert: «Und Gott segnete sie und sprach zu ihnen: Seid fruchtbar und mehret euch und füllet die Erde und machet sie euch untertan und herrschet über die Fische im Meer und über die Vögel unter dem Himmel und über das Vieh und über alles Getier, das auf Erden kriecht.» Und Gott sprach: «Sehet da, ich habe euch gegeben alle Pflanzen, die Samen bringen, auf der ganzen Erde, und alle Bäume mit Früchten, die Samen bringen zu eurer Speise.» Gen 1, 30 regelt die Nahrung der Tiere: «... das grüne Kraut ist für alle Tiere auf der Erde, für die Vögel unter dem Himmel und für alles Gewürm ...»

Nicht nur in der zeitlichen Reihenfolge *zuerst der Mensch*, dann die Tiere, sondern auch in der hierarchischen Ordnung steht der Mensch über den Tieren. Die *materiellen* Grundlagen, wie der Mensch geschaffen wird, sind im ersten Schöpfungsbericht nicht erwähnt. Die *Sonderstellung und die Privilegien* des Menschen, von Gott gesegnet zu sein und sich auf die *Gottesebenbildlichkeit* berufen zu dürfen, werden deutlich: Das Mensch-Tier-Verhältnis kann als Untertanenverhältnis ausgelegt und missverstanden werden. Inwieweit die Übersetzungen aus dem Hebräischen den damaligen sozio-kulturellen Verhältnissen entsprechend mit «Herrschen» auch ein «Umsorgen», «Verantwortung übernehmen» meinen, muss offen bleiben.

Interessant sind die Hinweise bei der Erschaffung der Erde für die *Nahrungsgrundlagen*. Zum dritten Schöpfungstag wird erwähnt: «Pflanzen, die Samen bringen ... und alle Bäume mit Früchten und Samen für die Menschen; sämtliches grüne Kraut allen Tieren auf Erden und allen Vögeln unter dem Himmel und allem Gewürm, das auf Erden lebt.» (Gen 1, 29 und 1, 30)

Zur zweiten, wesentlich älteren Schöpfungsgeschichte in Genesis 2–11, **Jahwist,** führt Drewermann aus: «Unter dem Jahwisten versteht man bekanntlich einen am

Anfang des Königtums stehenden Sammler jüdischer Geschichtsquellen und einen großen Theologen, dessen Redaktion das gesammelte Material über die Anfänge Israels zu einer tiefen Sicht des Menschen vor Gott in Heil und Unheil zusammengestellt hat.» (Drewermann, 1988, S. XVIII, Band 1) Er meint: «... für die Erzählungen der jahwistischen Urgeschichte: Sie beschreiben mithilfe von ‹Präzedenzfällen› eine konstante Grundwirklichkeit des menschlichen Lebens. Allerdings entziehen sie sich jeder funktionalistischen Deutung durch ihre soziale Funktionslosigkeit; sie gewinnen dafür eine universale Bedeutungsbreite, die jede Stammesgebundenheit sprengt und sprengen soll; gekennzeichnet wird in ihnen nicht mehr die ideale unveränderte Gesellschaftseinrichtung einer bestimmten menschlichen Gruppierung, sondern die Grundwirklichkeit des Menschseins überhaupt.» (S. XXXII, Band 1)

Die zweite Schöpfungsgeschichte zeigt uns im Gegensatz zur ersten, wie wir Menschen nicht willkürlich Herrscher und Ausbeuter unserer Mit- und Umwelt sind: Der Mensch wäre außerordentlich allein in dieser Welt; alles würde um ihn kreisen. Gott hat zuerst Erde und Himmel gemacht: «Gott der HERR hatte noch nicht regnen lassen auf Erden, und kein Mensch war da, der das Land bebaute ...» (Gen 2, 4–5) Es gab vorerst keine Sträucher und Kraut auf Erden. Nach einem Nebel, der aufsteigt von der Erde und alles Land feuchtete: «Da machte Gott der HERR den Menschen aus Erde vom Acker und blies ihm den Odem des Lebens in seine Nase ...» (Gen 2, 7). «Er (Gott; Anm. der Verf.) pflanzt im weiteren einen Garten in Eden gegen Osten hin und setzte den Menschen hinein, den er gemacht hatte ...» (Gen 2, 8). In Gen 2, 9 lässt der Herr allerlei Bäume aufwachsen, u. a. den *Baum des Lebens*, den Baum der Erkenntnis des Guten und Bösen. «Und Gott der HERR nahm den Menschen und setzte ihn in den Garten Eden, dass er ihn bebaute und bewahrte.» (Gen 2, 15)

«Und Gott der HERR sprach: Es ist nicht gut, dass der Mensch allein sei; ich will ihm eine Gehilfin machen, die um ihn sei.» (Gen 2, 18) «Und Gott der HERR machte aus Erde alle die Tiere auf dem Felde und alle die Vögel unter dem Himmel und brachte sie zu dem Menschen, dass er sähe, wie er sie nennte; denn wie der Mensch jedes Tier nennen würde, so sollte es heißen. Und der Mensch gab einem jeden Vieh und Vogel unter dem Himmel und Tier auf dem Felde seinen Namen; aber für den Menschen ward keine Gehilfin gefunden, die um ihn wäre.» (Gen 2, 18–20)

In dieser Schöpfungsgeschichte hat Gott Erbarmen mit der menschlichen Einsamkeit; es fehlt dem Menschen ein gleichartiges Gegenüber. Auch wenn der Mensch seine Tierkumpanen benennen, d.h. erkennen kann, genügen sie ihm allein nicht. Wie in der Priesterschrift werden in den Darstellungen des Jahwisten die Tiere als dem Menschen nicht ebenbürtig geschildert. Eine Spaltung zwischen der Welt der Tiere und dem Menschen als Abbild Gottes kann sich in der jahwistischen Schrift auftun. Die Tiere «sind», wie sie Gott gemacht hat, und der Mensch «bearbeitet und gestaltet sie» wie ein Stück Natur.

Gott hat in der Folge während des tiefen Schlafes des Menschen aus einer seiner Rippen eine, wie Luther übersetzt, «Männin» gebaut. Buber und Rosenzweig übersetzen diese Begegnung mit dem menschlichen Gegenüber beim Erwachen so: «Diesmal ist sies! Bein von meinem Gebein, Fleisch von meinem Fleisch!» (Gen 2, 23).

Im mittelalterlichen Verständnis bezieht sich die Legende der Versöhnung des «grimmigen Wolfes von Gubbio» (Franziskus von Assisi; Fioretti, 2002, S. 79) auf die Ebenbürtigkeit von Menschen und Tieren als Geschöpfe Gottes: Wir sind mit den Tieren geschwisterlich verbunden («mein Bruder Wolf»). Es ist unsere Verantwortung, mit den Tieren liebevoll und fürsorglich umzugehen. Die von Gott übertragene Namensgebung verpflichtet den Menschen, die Tiere als Partner zu achten.

2 Konzepte der tiergestützten Interventionen

2.1 Wie können sich motivationale Verhaltenssysteme artübergreifend beeinflussen?

Aus theoretischem Verständnis ist die Kombination psychodynamischer und entwicklungspsychologischer Erkenntnisse mit den Erfahrungen und Beobachtungen der Verhaltensforschung (Ethologie) die Grundlage der tiergestützten Psychotherapie und der tiergestützten Interventionen. Die gemeinsame stammesgeschichtliche Entwicklung im Tierreich, im Speziellen der Säugetiere, erlaubt uns, die tiefe kreatürliche Verbundenheit zu nutzen: Entsprechend der evolutionsgeschichtlichen Entwicklung verfügen wir Menschen und Tiere über viele gemeinsame Erlebens- und Verhaltensweisen. Neuropsychologische Erkenntnisse über die Hirnentwicklung, sowohl den neuroanatomischen Aufbau wie die Funktionsweisen des zentralen Nervensystems betreffend, bestätigen dies (vgl. Abschn. 2.2, Spiegelneuronen). So sind z. B. die wichtigen *emotional-motivationalen Systeme* bei allen Säugetieren in denselben Hirnregionen lokalisiert und in ihren Funktionsweisen **äußerst** ähnlich. Zu diesen angeborenen motivationalen Funktionsweisen gehören u. a. Fürsorge suchen und Fürsorge spenden (Bindungsverhalten), Verteidigung (Kampf- und Fluchtreaktionen), Konkurrenz (Dominanz und Unterwerfung), soziale Rangkämpfe, Sexualverhalten, Spielverhalten und Kooperationsverhalten.

Aus Kenntnissen der eigenen Reaktionsweisen, ausgelöst von motivationalen Systemen und Spiegelneuronennetzen, erkennen wir die Befindlichkeiten und die möglichen Verhaltensweisen unserer tierischen Kumpane und können auf sie eingehen. Mit lerntheoretischen Elementen gelingt es, dank unserer emotionalen Verbundenheit mit den uns anvertrauten Tieren gemeinsame Aktivitäten, Fertigkeiten und Ziele zu erreichen.

2.2 Spiegelneurone

Ein weiterer Erklärungsansatz zum Verständnis der Mensch-Tier-Beziehung bezieht sich auf das Konzept der Spiegelneurone. Dazu Bauer: «Spiegelzellen zu haben, die tatsächlich spiegeln, gehört zu den wichtigsten Utensilien im Gepäck für die Reise durch das Leben. Ohne Spiegelneurone kein Kontakt, keine Spontaneität und kein emotionales Verstehen.» (Bauer, 2006, S. 57) Rizzolatti und Luppino (2001) haben in ihren Grundlagenforschungen als Erste die **motorischen Spiegelneuronennetze** untersucht. «Experimente zeigen sowohl beim Affen als auch beim Menschen, dass die Spiegelneurone der prämotorischen Hirnrinde sich nur dann angesprochen fühlen, wenn *ein biologischer Akteur, also eine lebende handelnde Person* beobachtet wird (in Einzelfällen kann der ‹biologische Akteur› auch zu einer nahestehenden anderen Spezies gehören).» (Bauer, 2006, S. 38) Dabei ist festzuhalten: Handlungsneurone können einen *gemeinsamen intersubjektiven Handlungs- und Bedeutungsraum* eröffnen, der sich zwischen Menschen und Tieren, die sich gegenseitig beobachten und interagieren, bildet. Auch die sensible bzw. somatosensible Hirnrinde (inferiorer parietaler Kortex) verfügt über ein Spiegelneuronennetz. Durch diese Spiegelneurone können Körpergefühle, Empfindungen sowie Emotionen des Gegenübers wahrgenommen und nachempfunden werden. Teile einer Handlungssequenz werden zu gesamten Handlungssequenzen ergänzt. Bei der alleinigen Beobachtung einer Handlung sind die gleichen Nervenzellen aktiv, wie wenn der Vorgang selber durchgeführt wird.

Spiegelneurone verfügen zudem über die Möglichkeiten der Wahrnehmung innerer Organe und des emotionalen Befindens des andern. Diese Spiegelneurone sind im limbischen System (Gyrus cinguli) beteiligt an der Wahrnehmung des Mitgefühls und der emotionalen Resonanz. Spiegelneurone sind in ihrer Funktionsweise der bewussten Reflexion entzogen, jedoch spontan und schnell im intuitiven Erfassen des Gegenübers. Kotrschal bezeichnet diesen Vorgang als Synchronie im Hinblick auf «emotionale Ansteckung», welche über die Spiegelneurone vermittelt wird (Kotrschal, 2009; zit. nach Otterstedt & Rosenberger, 2009, S. 59). Optische Aufarbeitungs- und Informationssysteme werten aufgrund von Vorerfahrungen Absichten oder Empfindungen anderer Menschen sowie uns nahestehender Tiere aus. Das emotionale Verstehen und die Resonanz (Sympathieeffekt) lassen sich in einer gegebenen Situation nicht bewusst planen oder willentlich herstellen. «Der Sympathieeffekt überträgt sich nur, wenn die Person spontan und authentisch ist, das heißt, wenn ihr Ausdruck in Einklang mit ihrer tatsächlich inneren Stimmung steht.» (Bauer, 2006, S. 49)

Die uns vertrauten Tiere kommunizieren mit der unmittelbaren und unverstellten Körpersprache. Durch die sinnlichen Berührungen, die Gestik, den Augenkontakt drücken sie ihre emotionale Befindlichkeit authentisch aus. In der therapeutischen Arbeit mit Tieren stellt sich die Frage, ob und in welchem Ausmaß in der

Beziehung zu Tieren wechselseitig die Spiegelneurone aktiviert werden. Lösen Tiere emotionale Resonanzphänomene bei den Menschen aus, und wie nehmen die Tiere die menschlichen Signale auf? «Für die Beziehung zwischen Mensch und Tier könnte das Konzept der Spiegelneurone bei Übertragbarkeit so positive Effekte wie Beruhigung oder auch Verbesserung der Stimmung durch das Tier erklären.» (Beetz, 2006; zit. nach Vernooij & Schneider, 2010, S. 13) Das Konzept der Spiegelneurone ist ein neuer Forschungsschwerpunkt, der versucht, die vertraute Mensch-Tier-Beziehung aus neurobiologischer Sichtweise zu verstehen. Dazu Olbrich: «Hier wird eine neurologische Basis zur Erklärung von Beobachtungen gelegt, die gelingende Interaktionen betreffen, die möglicherweise Imitation und Imitationslernen erklären, und die Empathie verstehbar machen.» (Olbrich, 2009; zit. nach Otterstedt & Rosenberger, 2009, S. 121)

In der alltäglichen psychotherapeutischen Arbeit achten wir darauf, dass die anwesenden Tiere durch unsere Klienten nicht überfordernden emotionalen Stresssituationen ausgesetzt sind. Da die Spiegelneurone sich wechselhaft beeinflussen, ist es unsere Verantwortung, den Tieren die Möglichkeit zu geben, in emotional belastenden Situationen auszuweichen und sich zu schützen (Rückzugsmöglichkeiten). Als therapeutisch Tätige verfügen wir über das fachliche Wissen und Können, unsere eigenen Reaktionen und wahrgenommenen Gefühle zu erkennen, zu reflektieren und therapeutisch zu nutzen (Gegenübertragung). Selbstfürsorge, Psychohygiene und der Kontakt zu unseren Tieren erhalten uns lebendig.

Fallbeispiel Christina

Christina, ein 7-jähriges Mädchen, fiel in der Schule durch sein unruhiges, impulsives und ungesteuertes Verhalten auf. Das Mädchen litt unter seinen Kontakt- und Beziehungsschwierigkeiten. Es fühlte sich in der Schule ausgeschlossen und sozial isoliert. Dabei äußerte Christina das Gefühl, nicht akzeptiert und geliebt zu werden. In der ersten Therapiesitzung wurde das Mädchen, das auf mich ängstlich und emotional blockiert wirkte und dabei jeglichen Blickkontakt verweigerte, von unserem Welpen Lupo freudig begrüßt. Seine Ängste vor der unbekannten Situation ließen dank der Anwesenheit des Hundes nach. Die spontane Kontaktaufnahme durch den Welpen Lupo freute das Kind sehr. Christina war begeistert von ihm und erwiderte stürmisch sein Kontaktangebot. In der freudigen Erregung im Zusammensein mit dem Hund zeigte Christina ihre Schwierigkeiten, sich selber zu steuern und abzugrenzen. Wir beruhigten jeweils zu Beginn der folgenden Therapiesitzungen die stürmische Erregung des Mädchens und des Hundes. Außerdem thematisierten wir ihr großes Bedürfnis nach sinnlicher Nähe und Wärme. Wir nahmen ihre

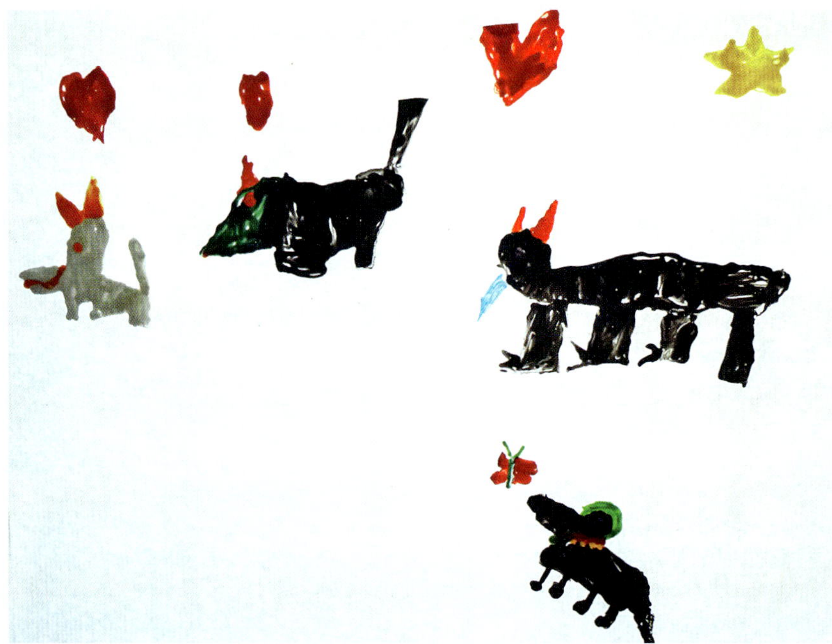

Abbildung 6: Verschiedene Aspekte des Junghundes Lupo, gezeichnet von der 7-jährigen Christina

Empfindungen wahr und versuchten auch, die Signale des Hundes aufzunehmen. Christina malte den Hund mehrmals, wobei sie ihre Liebe und Bewunderung zu Lupo gestalterisch ausdrücken konnte. Der Junghund vermittelte dem Kind das Gefühl, angenommen und geliebt zu sein.

Fallbeispiel Esther

Esther kam mit 16 Jahren wegen impulsiver Verhaltensweisen, ausgeprägter Stimmungsschwankungen, mangelnder Steuerung der Emotionen, Leeregefühle und vieler Beziehungsabbrüche in die therapeutische Behandlung. Unser Großpudel Odin zeigte bei ihrem erstmaligen Erscheinen Stresssignale und verzog sich an seinen Rückzugsort. Der Hund signalisierte deutlich, dass die von ihm wahrgenommenen Empfindungen ihn ängstigten. Es war meine Aufgabe als Therapeutin zu vermitteln: Einerseits musste ich der Klientin erklären, warum Odin den Kontakt zu ihr nicht aufnehmen konnte. Andererseits nahm ich das Empfinden und die Verhaltensweisen des Hundes ernst:

In meiner Gegenübertragung nahm ich eigene Gefühle von Verwirrung, Angst und Leere wahr. Dank fachlicher Ausbildung und dem Austausch mit Kollegen in Intervisionsgruppen ist es mir möglich, diese ausgelösten Gefühle auszuhalten, sie zu reflektieren und für den Therapieprozess zu nutzen. Die schwerwiegenden Kränkungen und Zurückweisungen von Odin konnten wir später in den therapeutischen Prozess integrieren. Selbstverständlich war Odin während der folgenden Therapiestunden nicht mehr anwesend.
In den therapeutischen Sitzungen befasste sich Esther mit ihren vielen Beziehungsverlusten und ihrem brüchigen Selbsterleben. Ihre berufliche Eingliederung scheiterte mehrfach, da sie sich weder an die Arbeitszeiten halten noch sich im Team angemessen einordnen konnte. Sie fühlte sich rasch gekränkt und ungerecht behandelt. Ihre Beziehungen gestaltete sie nach dem Muster Idealisierung versus Entwertung. Kleinste Kränkungen führten zum Beziehungsabbruch, zur Entwertung und zum Rückzug. Wöller (2014) beschreibt dazu in seinem Buch «Bindungstrauma und Borderline-Störung», wie verwirrend und unerträglich es für diese Klienten ist, diese undifferenzierten Affektzustände und Zustände der Leere zu ertragen. In der therapeutischen Behandlung versuchten wir, ihre Gefühle situationsgemäß wahrzunehmen und die geschilderten Situationen gefühlsmäßig richtig einzuordnen. «Die empathische Erfassung des subjektiven Erlebens von Borderline-Patienten ist deshalb so wichtig, weil ihr äußerer Affektausdruck und ihr nonverbales Verhalten oft über ihre Befindlichkeit hinwegtäuschen.» (Wöller, 2014, S. 145) Wir arbeiteten u.a. an ihrer Emotionsregulierung mit verschiedenen Stabilisierungsübungen (vgl. Reddemann, 2001). Die Klientin beklagte sich wiederholt, dass sie durch ihr Verhalten abgelehnt und ausgeschlossen werde. Diese schmerzliche Erfahrung erlebte Esther auch im Kontakt mit unserem Hund. Ich vermute, dass er ihre verwirrenden Gefühlszustände wahrgenommen hatte und sich davor schützen wollte. In meiner Beziehung zum eigenen Hund stellte ich mir die Frage, weshalb Odin bei dieser Klientin diese ausgeprägt heftigen Stresssignale zeigte. In meinen eigenen Reaktionen erlebte ich nach den Sitzungen mit Esther oft ähnliche Gefühle von hilflosem Ausgeliefertsein.

2.3 Tiere als Begleiter in der therapeutischen Arbeit

In der tiergestützten Therapie ist die stabile Beziehung zwischen therapeutischer Person und Therapiebegleittier unabdingbare Grundlage gemeinsamer Tätigkeit. Die ethologischen Kenntnisse über die jeweilige Tierart sowie eine tragfähige und stabile Beziehung zum anwesenden Tier sind Voraussetzung für ein gelingendes therapeutisches Vorgehen. In der tiergestützten Therapie dürfen fachliche Fähigkeiten der therapeutischen Person sowie Therapieaufträge nicht durch unvorhergesehene, unkontrollierbare und damit störende Verhaltensweisen des Tieres beeinträchtigt werden. Vielmehr können spontane Geschehnisse, die erkannt werden, therapeutisch hilfreich genutzt werden. Im Rahmen der Psychotherapie stehen im Zusammensein mit den Tieren vorwiegend Beziehungsfragen und nicht funktionell-orientierte Übungsbehandlungen im Vordergrund. Dies schließt gelegentliche Anweisungen im Umgang mit den Therapietieren nicht aus.

Fallbeispiel Patrick

Patrick, ein 8½-jähriger Zweitklässler, wurde auf Anraten der Kinderärztin zugewiesen: Er leide unter Ängsten beim Einschlafen, unter Kopf- und Bauchschmerzen, fühle sich minderwertig und zeige sowohl zu Hause wie in der Schule ein impulsiv-aggressives Verhalten. Er könne sich nicht mit sich selber beschäftigen, klage über Langeweile, emotionale Leere und drohe mit Suizid. Schulisch versage er in allen Leistungsfächern; einzig im Turnunterricht würde die motorische Unruhe, ja Hektik am wenigsten stören, auch wenn seine Ungeschicklichkeit im Umgang sowohl mit Gegenständen wie mit Kameraden auffalle. Insgesamt wirke Patricks Erleben und Verhalten kleinkindlich, regressiv und anhänglich, unselbstständig.

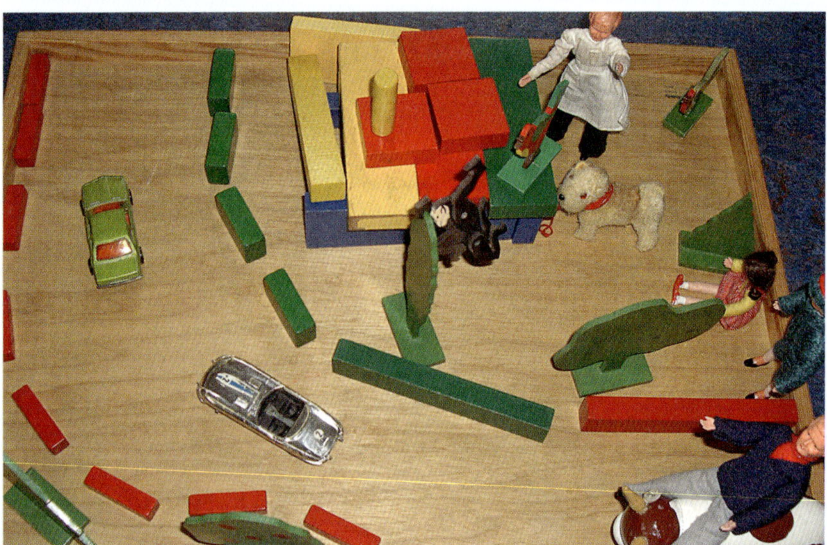

Abbildung 7: Scenotest: Der Koch erwartet seine Gäste

Ich lernte Patrick als feingliedrigen, scheuen, ängstlich-gehemmten, unsicheren Knaben kennen, der sich nicht von seiner Mutter trennen konnte. Er blickte mich kaum an. Patrick wirkte in seinem Kontakt- und Beziehungsverhalten abweisend, verschlossen und nicht spürbar. Auffallend waren seine motorische Unruhe, die hektisch-ausfahrenden Bewegungen sowie die Ungeschicklichkeit im Gebrauch seiner Hände. Da Patrick sich nicht mitteilen mochte, begannen wir nach einem kurzen Gespräch mit der Mutter, die ihren Sohn wegen seiner Unruhe mehrfach zurechtwies, mit dem Scenotest.

Das Aufstellen der verschiedenen Figuren begleitete Patrick, ohne mich zu beachten, in kleinkindlichem Plauderton. Mehrfach stieß er die Figuren mit seinen ungelenken Bewegungen um, was ihn erregte.

Später, d.h. nach dem Kontakt mit der Katze Tara, fasste er die dargestellte Szene wie folgt zusammen: «Ein kleines Sträßchen mit einigen Personen; der Koch schaut aus dem Restaurant ... Es kommen aber keine Gäste; darum ist der Koch wütend.» Er selber wollte das Äffchen sein, das auf den Baum klettert. Affen würden ihn faszinieren, weil er selber gerne klettern würde, was er sehr gut könne ... Turnen, Sport und Bewegungen liebe er über alles.

Inhaltlich sollte sich die dargestellte Szene im Elterngespräch für die Behandlung als hilfreich erweisen: Den Eltern ermöglichte sie, sich an den misslungenen Lebensstart ihres Zweitgeborenen zu erinnern. Patrick konnte im Anschluss an die Geburt wegen einer fudroyanten Soorinfektion des Nasen-Rachen-Raums (Pilzinfektion) keine Nahrung zu sich nehmen und wäre ohne das hilfreiche Eingreifen einer erfahrenen Fachfrau beinahe verstorben. Im Gespräch mit den Eltern wurde deutlich, wie traumatisierend sie diesen Zeitabschnitt erlebt hatten: das Bangen um das Überleben ihres Zweitgeborenen, der in Zusammenhang mit der verunmöglichten Stillsituation aufgrund der Exikose und Infektbehandlung für mehrere Tage auf die Intensivstation hatte verlegt werden müssen. Erst beim Betrachten des Bildes vom Koch, der keine Kundschaft bewirten darf, bzw. mithilfe der Erklärungen ihres Sohnes, vermochten beide Eltern, sich unter heftiger emotionaler Beteiligung wieder an diese Zeit zu erinnern. Unter Tränen teilten sie die Erinnerung an diesen belasteten Beginn der Eltern-Kind-Beziehung.

Für den fast dreijährigen spieltherapeutischen Verlauf war für Patrick bezeichnend: keine Behandlungsstunde ohne ein ausgiebiges Begrüßungs- und Verabschiedungsritual mit Tara! Es versteht sich, dass das Therapiegeschehen neben den eindrücklichen Sandkastenaufstellungen sowie Zeichnen, Basteln und Regelspielen auch einige Stunden «Kochen» beinhalten musste. Wesentlich ist darauf hinzuweisen, dass Tara nach den Begrüßungszeremonien zum Fressen von Patrick in die nahegelegene Küche begleitet

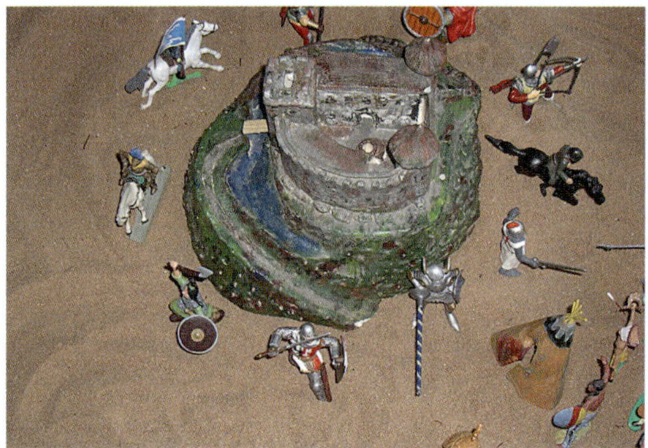

Abbildung 8: Die Ritter schlagen die Indianer in die Flucht

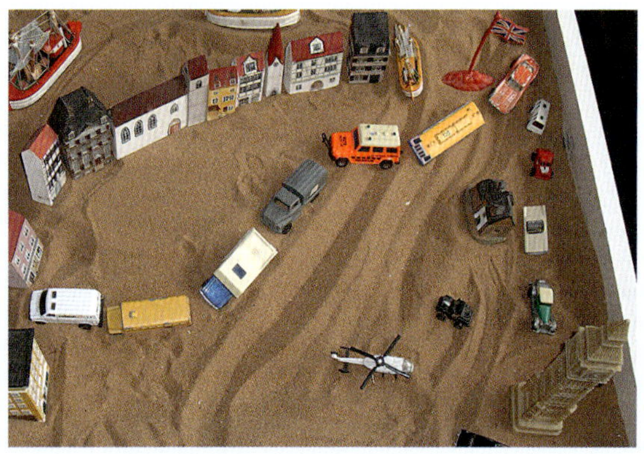

Abbildung 9: Der letzte Ferienaufenthalt: «London» (Big Ben unten rechts)

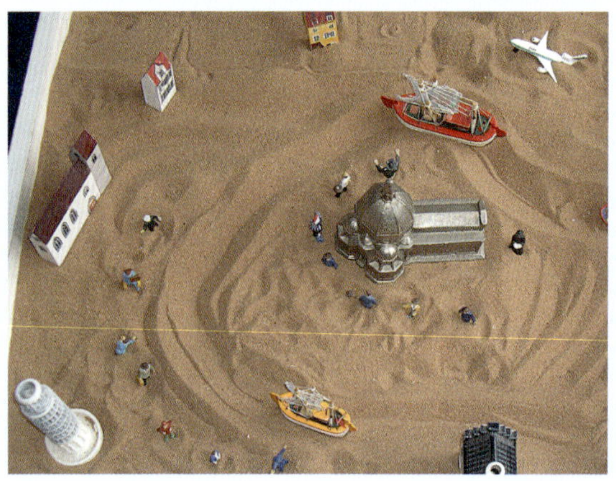

Abbildung 10: Eine Stadt in Italien (Dom von Florenz und der Schiefe Turm von Pisa)

wurde. Der Knabe zeigte – wie zuvor beschrieben – Mühe, sich gleichzeitig auf mehrere Teilnehmende einzulassen (noch nicht trianguliert). Es fiel ihm lange Zeit schwer, mich bei den Begrüßungen von Tara mit einzubeziehen. So wie er sich dem Tierchen zuwenden konnte, so notwendig war darum deren Abwesenheit beim die Mentalisierung fördernden Prozess des Symbolspiels am Sandkasten. Ebenso hingebungsvoll, wie er das Tier zu behandeln verstand, widmete er sich dem Sandspiel.
Leider konnte Patrick wegen einer allergischen Erkrankung seines älteren Bruders – trotz günstiger Wohnverhältnisse – kein eigenes Katzentier halten. Sein Ärger darüber verstärkte die bestehende Geschwisterrivalität, die einige Zeit lang ein weiteres wichtiges therapeutisches Thema war.
In der Gegenübertragung erlebte ich Patrick von Stunde zu Stunde lebhafter, aufgeweckter und zugänglicher. Die Therapiestunden beendete der Knabe vor dem Abschiedsritual mit Tara mit einem Regelspiel.

2.4 Auswahl und Haltung der Tiere

Wir wählen für unsere Praxistätigkeit domestizierte Tiere aus, die in ihrer Jugend artgerecht gehalten und sowohl gegenüber den Artgenossen sowie den Menschen gut sozialisiert werden. Die langjährige Erfahrung mit mehreren Begleithunden und Katzen in den Therapiesettings bestätigen: Je bindungssicherer ein Tier aufgewachsen ist, desto hilfreicher und zuverlässiger kann es den therapeutischen Prozess unterstützen (vielfältigeres Explorations- und Neugierverhalten, ruhiger, gelassener sowie größere Stresstoleranz). Wir haben für die tiergestützte Arbeit Jungtiere ausgewählt und zu ihnen so früh wie möglich eine stabile, sichere Bindung aufgebaut.

Aufgrund unserer langjährigen Erfahrungen empfehlen wir für Hunde ein «First hand»-Tier. Dies bestätigt uns die Verhaltenstierärztin H. Jung, München (Ausbildungsmodul 2015). Die Aufzuchtbedingungen sollten möglichst früh überprüft und das Wesen der Elterntiere eingeschätzt werden. Nebst vielseitigen Anregungen, Kontakt mit den Wurfgeschwistern sowie erwachsenen Hunden sind die frühen menschlichen Kontakte wesentlich für ein sicheres Bindungsverhalten und die Sozialisation des Welpen.

Mehrere Besuche in der Zucht «Seidenstein» von Esther Lauper, Wallisellen, bestätigten uns in der Wahl des gut sozialisierten Welpen Lupo. Bereits ab der 5. Lebenswoche besuchten wir die Zuchtstätte und bauten eine grundlegende, vertrauensvolle Bindung zu Lupo auf.

Turner (2003) beschreibt die sensible Phase der Sozialisierung: «Jedes Jungtier muss irgendwie das seinen Artgenossen gegenüber normale Verhalten lernen,

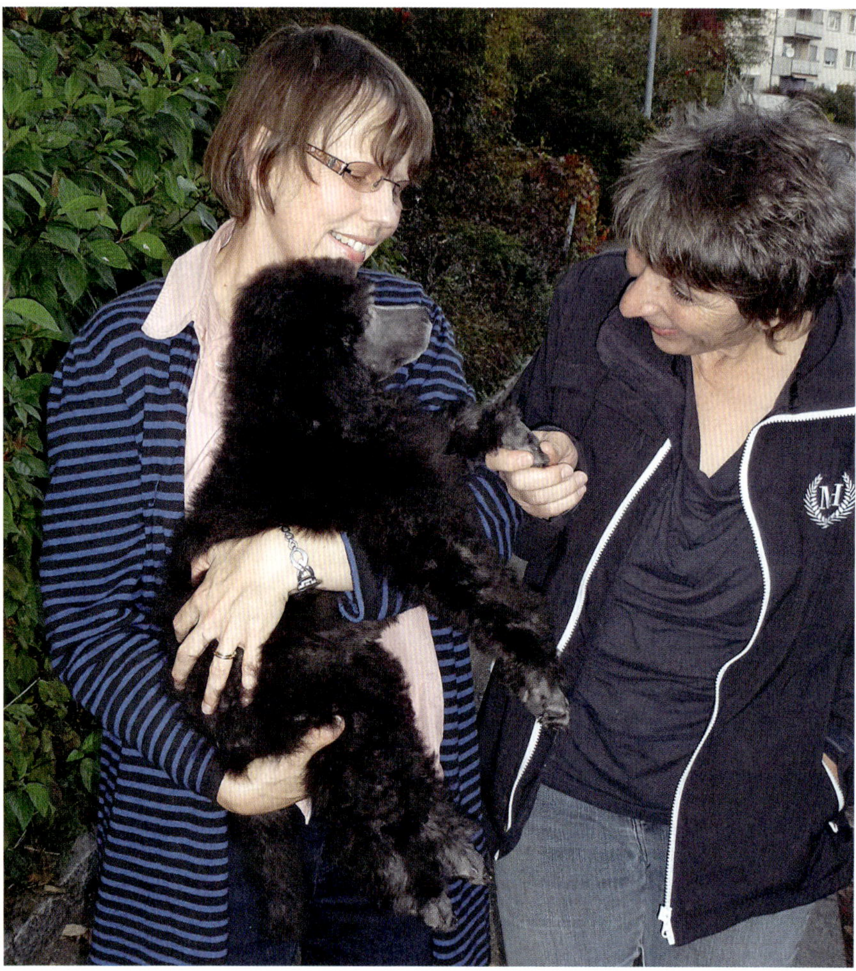

Abbildung 11: Übergabe des Welpen durch die Züchterin

auch wenn das Erbgut ein Grundgerüst dafür liefert. Diesen Prozess nennen wir ‹Sozialisierung›; er beginnt mit den ersten Reaktionen des Neugeborenen auf die Eltern oder die Mutter, dann auf die Wurfgeschwister, später auf andere Gleichaltrige und zuletzt auf alle Artgenossen, mit denen es zu tun hat.» (Turner, 2003, S. 87)

Zur Ausbildung der Hunde empfehlen wir die Welpenschule, Junghundekurse und eine spezielle zusätzliche Ausbildung zum Schul- oder Therapiehund. Otterstedt (2001, S. 141) bestätigt: «Ein Hund als therapeutischer Begleiter muss in jedem Fall Interesse am Kontakt mit Menschen zeigen.»

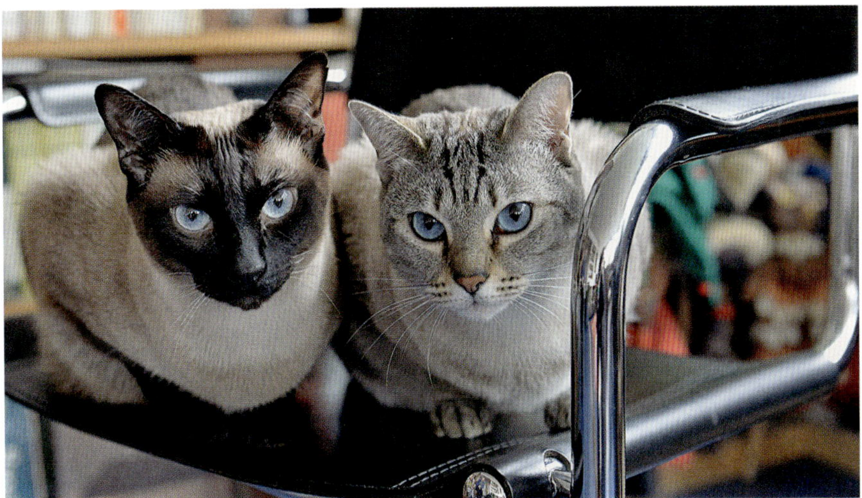

Abbildung 12: Die beiden Siam-Thai-Katzen Kleopatra und Pandora

Für tiergestützte Interventionen mit Katzen wählen wir gemäß Turner ebenfalls gut sozialisierte Tiere aus. «Bei Jungkatzen fällt die sensible Phase der Sozialisierung mit Menschen zwischen die zweite und siebte Lebenswoche. Katzen, die in diesem Alter viel gestreichelt werden und Kontakte mit verschiedenen Menschen haben, entwickeln sich zu menschenfreundlichen und zutraulichen Tieren; ohne den Kontakt während dieser Phase bleiben die Tiere zumindest den meisten Menschen gegenüber scheu oder sogar ängstlich.» (Turner, 2003, S. 88)

Unsere beiden Siam-Thai-Katzen sind in der Zucht von Brigitta Peter, «Sunnehüsli», Neuwilen, gut gepflegt und sozialisiert aufgewachsen. Wir haben sie im Alter von je zwölf Wochen übernommen. Es sind keine Wurfgeschwister. In ihrem Äußeren und Wesen sind sie ausgesprochen verschieden. Kleopatra ist eher eine «Spielkatze», menschenfreundlich und interaktiv; Pandora ist in ihrem Temperament in sich ruhend, verschmust und «verfressen».

Da sich die Arbeits- und Wohnreviere überschneidend decken, leben wir mit unseren Tieren in enger Gemeinschaft zusammen. Vernooij und Schneider (2010) bestätigen unsere Erfahrungen mit den eigenen, gut sozialisierten Tieren im therapeutischen Einsatz. «Da er (der Therapeut; Anm. der Verf.) dieses gut kennt und in der Regel eine enge Bindung zwischen Tier und Besitzer besteht, ist zum einen die Kontrolle und Lenkung des Tieres erheblich leichter, zum anderen führt das gegenseitige Vertrauen zu einem Gefühl von Sicherheit, da der Besitzer die spezifischen Eigenarten, Fähigkeiten und Bedürfnisse seiner Tiere kennt.» (Vernooij & Schneider, 2010, S. 103) Auch das Tier ist in der vertrauten Umgebung, in seinem Revier und zusammen mit seiner Bezugsperson entspannt und sicher. Die

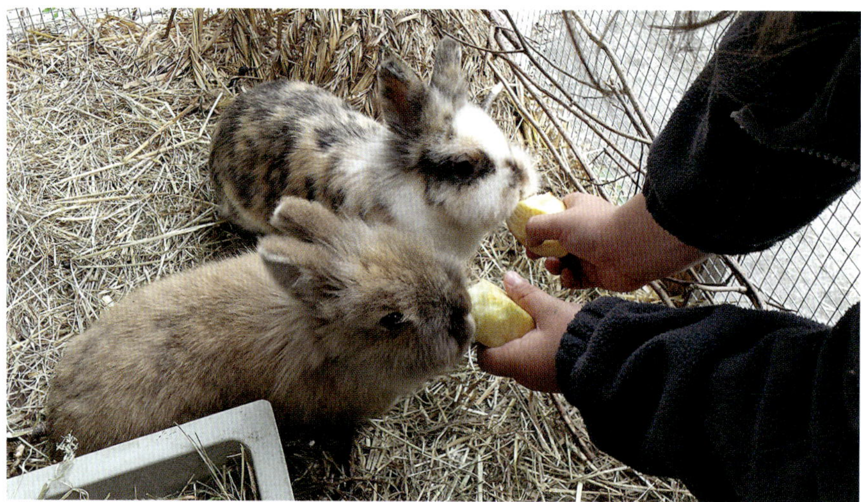

Abbildung 13: Die beiden Löwenkopf-Zwergkaninchen Momo und Pitschi

Tiere müssen artgerecht gehalten, richtig ernährt und tierärztlich versorgt werden. Sie haben einen Rückzugsort, den sie aufsuchen und wo sie ungestört ausruhen können. Zwischen den einzelnen Therapiestunden steht den Tieren für eigene Aktivitäten, Spiel und Auslauf genug Zeit zur Verfügung.

Unsere Kleinnager, Kaninchen und Meerschweinchen, leben im Gruppenverband geschützt vor Füchsen und Mardern ganzjährig im Garten. Die Kinder dürfen die Kaninchen in unserer Anwesenheit beobachten, füttern und berühren. Wesentlich ist es, beim Betrachten der Tiere ihr paardynamisches Verhalten mit den Kindern zu beachten. Pitschi und Momo sind ein unzertrennliches, aufeinander eingespieltes Paar. Bei Krankheiten unterstützen sich die beiden Kaninchen liebevoll. Das Beobachten führt bei den Kindern und Jugendlichen zu Fragen, wie sie ihre eigenen Freundschaften gestalten, wer ihr bester Freund/ihre beste Freundin ist etc. Zusätzlich können die eigene Stellung in der Familie, die Geschwisterreihe sowie das Verhältnis der Eltern zueinander reflektiert und mentalisiert werden. Die beiden Kaninchen lösen zum einen Fragen nach eigener Bindung und Fürsorge aus; der therapeutischen Person geben sie zum anderen die Möglichkeit, altersgemäße Lebensthemen anzusprechen. Im therapeutischen Prozess helfen sie, gezielt Themen aufzugreifen, die die Kinder und Jugendlichen beschäftigen.

Unsere Meerschweinchen (Lars, Luna und Sindy) leben in einer Kleingruppe. Als Fluchttiere setzen wir sie im therapeutischen Geschehen nicht als Streichel- und Kuscheltiere ein. Vielmehr veranlassen sie uns, das Sozialverhalten zu besprechen. In ihren Höhlen und an den sicheren Orten fühlen sich die scheuen Tiere geborgen und sicher. Mit den Kindern versuchen wir in diesem Zusammenhang,

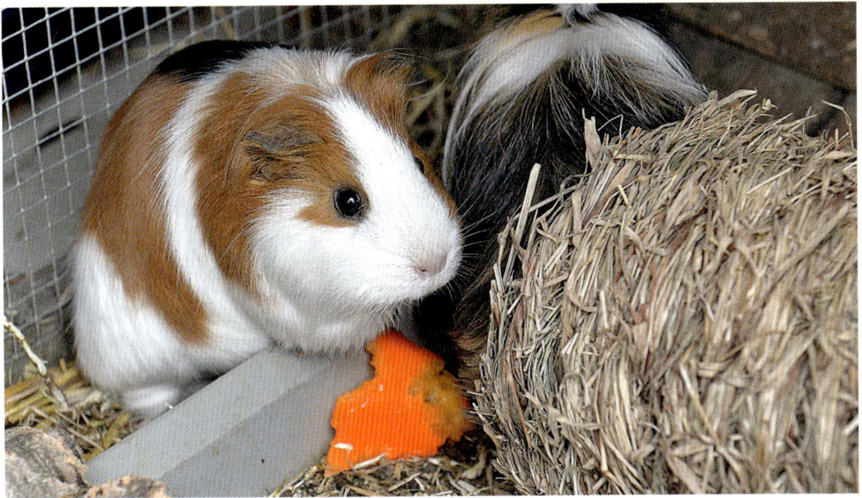

Abbildung 14: Die Meerschweinchen Sindy und Luna

ihre eigenen Befürchtungen und Angstbewältigungen zu thematisieren. Das geduldige Beobachten, wie sich die Tiere aus ihren Verstecken wagen, gibt Anstöße dafür, das eigene Explorationsverhalten der Kinder zu erkunden.

Die Wellensittiche wohnen im Büro der Praxis. Ihre Voliere ist ein «Heim erster Ordnung» (Hediger, 1961, S. 317), das Törchen ist geöffnet. Dies ermöglicht ihnen

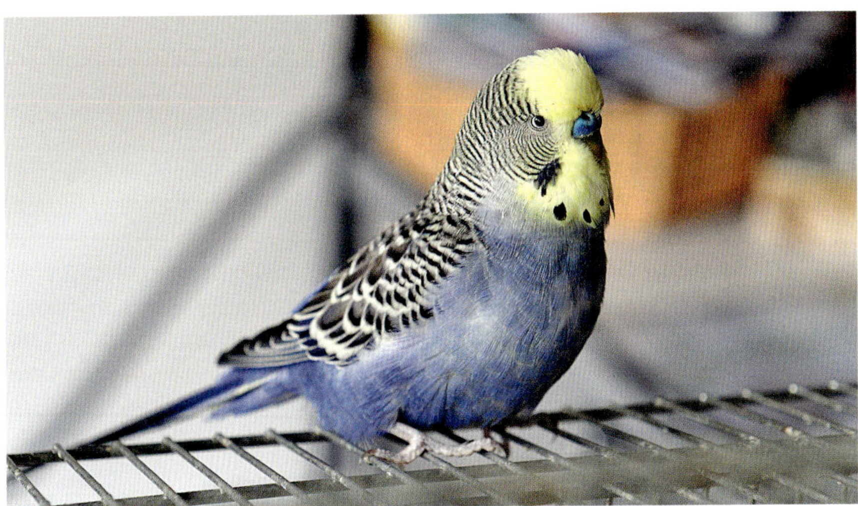

Abbildung 15: Der Wellensittich Albi

freien Flug. Die quirligen Vögel (Luzi, Albi und Caruda) sind eine große Attraktion: Viele Kinder möchten in Interaktion mit den Wellensittichen treten und sie sogar anfassen. Wir setzen ihnen diesbezüglich eindeutige Grenzen und üben, ihre Impulse und Antriebe zu kontrollieren. Es geht um das Beobachten der Vögel und darum, ihre Interaktionen zu kommentieren. Das Sozialverhalten der Vögel gibt uns Informationen darüber, wie die Kinder sich in der Gemeinschaft fühlen und wie sie sich sozial integrieren.

2.5 Berufsqualifizierungen und finanzielle Aspekte

Die beschriebenen Therapieverläufe entnehmen wir unserem Praxisalltag. Die Namen sind aus Gründen des Persönlichkeitsschutzes geändert. Der Behandlungsauftrag richtet sich nach den verschiedenen Störungsbildern, die sich im Erleben und Verhalten ausdrücken (Diagnosen nach ICD-10 und OPD-2 und OPD-KJ-2). Bei den Kindern und Jugendlichen wird das soziale Umfeld in den therapeutischen Prozess mit einbezogen. Kostenträger unserer therapeutischen Arbeit sind die Sozialversicherungen (IV/Opferhilfe), die Krankenkassen (obligatorische Grundversicherung und Selbstbehalt für ärztliche Psychotherapien, Zusatzversicherungen mit Selbstanteil für psychologische Psychotherapien). In der Schweiz untersteht die Ausübung der psychotherapeutischen Tätigkeiten dem Medizinalgesetz und wird nach den Kriterien der Wirksamkeit, Zweckmäßigkeit und Wirtschaftlichkeit überprüft. Die tiergestützte Psychotherapie wird zurzeit in der Schweiz nicht als unabhängige Leistung der obligatorischen Kranken-, Unfall- und Sozialversicherungen anerkannt und entsprechend nicht zusätzlich finanziell abgegolten.

Zur Ausübung des Therapeutenberufes in der Schweiz muss eine eidgenössisch anerkannte Psychotherapieausbildung nach einem Studium in Medizin oder Psychologie absolviert werden. Für die psychologischen Psychotherapeuten gilt diese Regelung seit dem 1. April 2013. Das Bundesgesetz über die Psychologieberufe (PsyG) regelt die Anerkennung und die Zulassung.

Voraussetzung für die Berufsausübung als psychologischer Psychotherapeut in Deutschland ist ein abgeschlossenes Studium (Master oder Diplom) in Psychologie und eine mindestens 3-jährige psychotherapeutische Weiterbildung. Das Psychologengesetz (PsychThG) regelt die Weiterbildungen und die Approbation der anerkannten Therapiemethoden. Die psychologischen Psychotherapeuten können an der vertragsärztlichen Versorgung teilnehmen.

In Österreich gibt es neben dem Abschluss eines Hochschulstudiums (Psychologie, Pädagogik, Theologie, Medizin etc.) weitere Zugangsmöglichkeiten (wie z. B. für Lehrer an höheren Schulen, Sozialarbeiter, diplomierte Krankenpfleger) zur Psychotherapieausbildung. Die fachliche Grundausbildung erfolgt im Rahmen des psychotherapeutischen Propädeutikums vor der Weiterbildung zum Psychotherapeuten. Das Psychotherapeutengesetz § 9 und § 10 regelt die Ausbildungsrichtlinien.

Die Anwendung tiergestützter Interventionen ist in psychotherapeutischen Behandlungen hilfreich, darf aber nur in bestehende anerkannte Therapiemethoden integriert werden. Entsprechend versuchen wir, in den Fallvignetten verschiedene theoretische Grundlagen der Psychotherapie in Bezug auf tiergestützte Interventionen darzustellen.

Medikamentöse Unterstützungen im Rahmen der Psychotherapie werden von den ärztlichen Psychotherapeuten in ihrer Berufspraxis mit einbezogen; psychologische Psychotherapeuten arbeiten mit Haus- oder Fachärzten partnerschaftlich zusammen.

Für die anfallenden Kosten unserer Tiere (Anschaffung, Pflege, tierärztliche Kontrollen und Behandlungen, Impfungen, Futter, Ferienbetreuung, Stallungen etc.) sind keine Abgeltungen durch öffentliche Kostenträger möglich. Der finanzielle und zeitliche Aufwand für das Wohlergehen der Tiere ist nicht zu unterschätzen.

3 Ort der Tiereinsätze

3.1 Therapieraum

In unserer psychotherapeutischen Praxis bieten wir den Kindern einen vielseitigen Erlebnis- und Gestaltungsraum an. Verschiedene Tiere (Meerschweinchen, Kaninchen, Vögel, Hund und Katzen) sowie Pflanzen beleben und beseelen den therapeutischen Raum. Wie in einem «vas hermeticum» (Wandlungsgefäß; bei C.G. Jung der imaginative Raum in der Psychotherapie Erwachsener) kann das Kind seine unmittelbaren Eindrücke, Erlebnisse und Emotionen gestalten und spielerisch ausdrücken.

Der Sandkasten mit zahlreichen Symbolfiguren, Lehm, Kasperletheater und verschiedene Materialien helfen dem Kind, seine inneren Bilder, Gefühle, Fantasien und Imaginationen in einer äußeren Wirklichkeit sicht- und erlebbar zu machen: So findet es einen unmittelbaren Zugang zu seinen Empfindungen.

Das Sandspiel mit seinen vielen Symbolfiguren wurde von Dora Kalff entwickelt. Im Zentrum des Raumes steht der Sandkasten auf Tischhöhe. Er ist mit feinem Sand gefüllt. Mithilfe der therapeutischen Beziehung erlebt das Kind die-

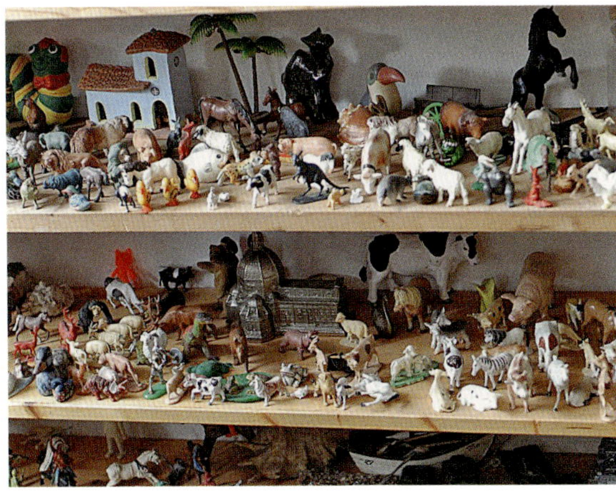

Abbildung 16: Symbolfiguren

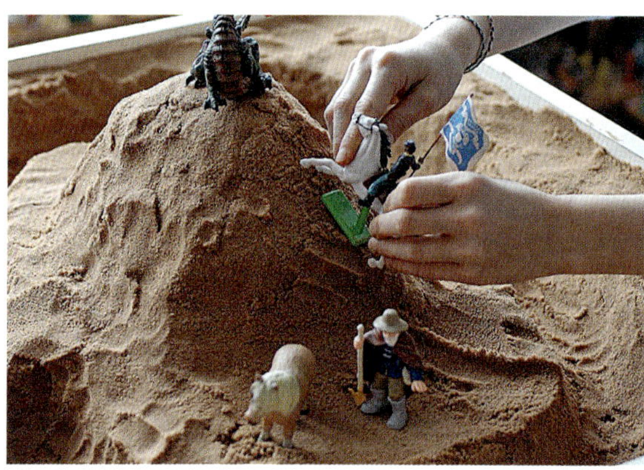

Abbildung 17:
Gestalten am Sandkasten

sen als «freien und zugleich geschützten» Raum. «Es ist die Aufgabe des Therapeuten, diese Kräfte zu erkennen und sie wie ein Hüter eines kostbaren Gutes in ihrer Entwicklung zu beschützen.» (Kalff, 1979, S. 15)

3.2 Intermediärer Raum (Zwischenbereich)

D.W. Winnicott, Kinderarzt, Kinderpsychiater und Mitbegründer der Objektbeziehungspsychologie, beschreibt in seinem Buch «Vom Spiel zur Kreativität» (1979) den Therapieraum als «intermediären Raum». Er versteht darunter den Zwischenbereich, in welchem das innere Erleben mit der äußeren Welt zusammenfließt. Das subjektive Wahrnehmen und Empfinden kann mit realen Spiel- und Symbolfiguren in der gemeinsam erlebbaren Wirklichkeit dargestellt werden. «In diesen Spielbereich bezieht das Kind Objekte und Phänomene aus der äußeren Realität ein und verwendet sie für Vorstellungen aus der inneren, persönlichen Realität.» (Winnicott, 1979, S. 63) Dieses schöpferische Spielen kann dem Kind helfen, Ängste, Sehnsüchte, Wünsche, Bedürfnisse und emotionale Konflikte zu thematisieren. Als Therapeuten begleiten wir dieses spielerische Gestalten und versuchen, das Kind hilfreich zu unterstützen.

In dem psychischen Innenraum des Kindes entwickeln sich mithilfe des kommunikativen Dialoges seelische Bilder und deren sprachliche Ausdrucksmöglichkeiten. «Das bildhafte Vorstellen und das sprachliche Erzählen sind zwei Modalitäten des Psychischen, die einander vertreten und ergänzen: Aus dem Bild wird eine erzählte Geschichte, aus der erlebten Erfahrung ein verdichtetes Bild.» (Rudolf, 2015, S. 220)

Therapeutisch gilt es, sowohl formal die Spielhandlungen aufrechtzuerhalten wie auch inhaltlich das Spielgeschehen anzunehmen. Gemeinsam versuchen wir, den Spielverlauf zu verstehen und deutend in die Lebensgeschichte des Kindes zu integrieren. Wesentlich aktiver verhalten wir uns beim traumatischen Spielverhalten (vgl. Kap. 4.3.5).

3.3 Revier unserer Tiere

Die therapeutischen Räume unserer Praxis, eingebettet in die Gartenanlagen, sind durch die Anwesenheit der Tiere und der Pflanzen naturverbunden. Es ist unser Anliegen, dass die Kinder und Jugendlichen ihre archaische und tiefe Verbundenheit mit allem Lebendigen erleben können. Der Ethnologe Lévy-Bruhl (1912) beschreibt diesen Zustand in seinen Forschungen von «Naturvölkern» als «participation mystique». Jung beschreibt diesen Zustand so: «... dass ein Subjekt sich nicht klar vom Objekt unterscheiden kann, sondern mit diesem durch eine partielle unbewusste (‹mystische›) Identität verbunden ist.» (C.G. Jung, 1987, S. 67) Die «participation mystique» ist aus seiner Sicht eine nach wie vor erlebbare, instinktnahe und zum Teil unbewusste Seite dieses Urzustandes. Zu Beginn des menschlichen Lebens ist das Kind in der *Einheitswirklichkeit* mit seiner Umgebung aufgehoben und lebt ganz aus der Urbeziehung zur Mutter oder mütterlichen Pflegeperson. Es fühlt sich mit seiner Umgebung verschmolzen und darin eingebettet (vgl. Neumann, 1980). Im Laufe der Entwicklung löst sich das Kind aus dieser ursprünglichen, archaischen Verbundenheit und entwickelt allmählich ein eigenes Ich-Bewusstsein.

Versuchen wir, die Erkenntnisse der Objektbeziehungspsychologie nach Winnicott zu übertragen, so kann in der Beziehung zum Tier das «wahre Selbst» des Menschen angesprochen werden. Das Tier fordert uns heraus, die spontane, lebendige, ungekünstelte Seite unserer Persönlichkeit zu leben sowie zu unseren instinktiven Lebensgrundlagen Kontakt aufzunehmen. Winnicott legt in seinen Schriften dar, wie das «wahre Selbst» sich im spontanen Ausdruck, in der kreativen Geste und im Spiel offenbart. Die schöpferischen, körperlichen und geistigen Aktivitäten manifestieren sich in der gemeinsamen Begegnung, im Spiel und bilden die Grundlage für das Selbstgefühl: «Ich bin», «Ich lebe», «Ich bin ich». Nach Winnicott ist unter diesen Bedingungen der Lebensvollzug kreativ und schöpferisch. Die Tiere helfen den Kindern mit ihrem unverfälschten und spontanen Wesen, ihre Ganzheit zu finden und die inneren guten Kräfte zu aktivieren. Durch ihre reale Anwesenheit im therapeutischen Raum vermitteln sie Schutz, Sicherheit und Trost. Dies ist insbesondere für Kinder und Jugendlichen, die schwere Erlebnisse verarbeiten müssen, hilfreich.

Unsere Praxisräume und der Garten sind gleichzeitig das vertraute *Revier* unserer Tiere, in dem sie leben und sich wohlfühlen. Die Tiere haben darin verschiedene Rückzugsmöglichkeiten und eigene Ruheplätze. Ihre Anwesenheit ist Teil

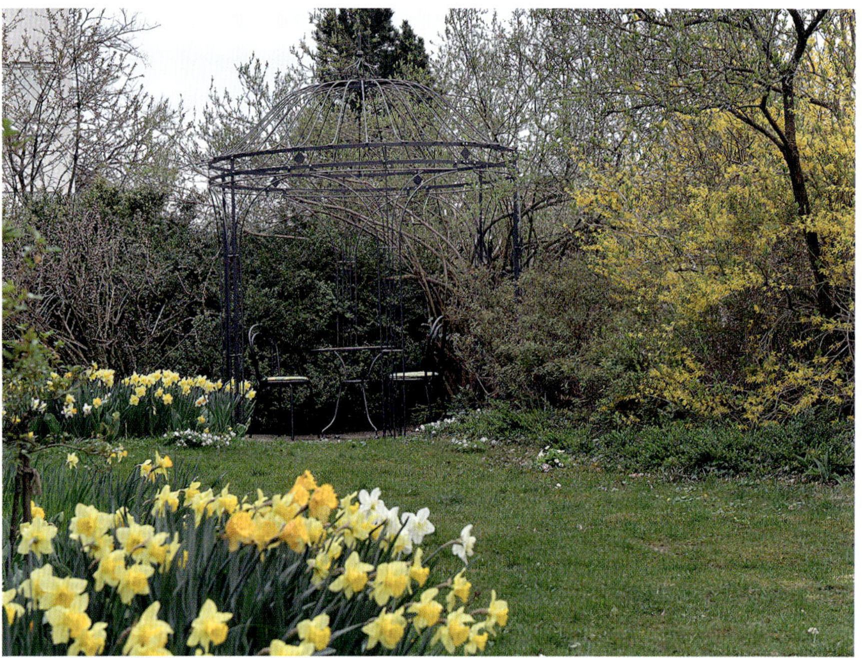

Abbildung 18: Therapiegarten im Frühling

des therapeutischen Settings, und es bestehen die Möglichkeiten, dass sie sich spontan oder auf unsere Anregungen hin in den therapeutischen Prozess einlassen. Dies kann aktiv handelnd sein, durch Beziehungs- und Kontaktaufnahme oder in einer Verhaltensbeobachtung geschehen. Die Tiere lösen dabei vielfältige Gefühle, Wahrnehmungen und Empfindungen aus. Unsere Aufgabe als Therapeuten ist es, dieses Geschehen aufmerksam zu begleiten: Emotional und verbal wird versucht, das Erlebte mit den Tieren in den therapeutischen Prozess zu integrieren. Je nach Entwicklungsstand und Mentalisierungsfähigkeit (Fähigkeit zu reflektieren und sich einzufühlen) des Klienten kann das Geschehen erlebt und in die seelischen Strukturen aufgenommen werden. Das Anfassen und Streicheln unserer Tiere ist eine basale Stimulation, die sich vorwiegend beruhigend und entspannend auf die Kinder auswirkt. Kinder und Jugendliche, die regelmäßig zur Therapie kommen, bauen eine vertrauensvolle Beziehung zum Hund Lupo und zu den Katzen Kleopatra und Pandora auf. Sie werden vom Hund und von den Katzen freudig erwartet und erkannt. Mit ihrer Körperhaltung drücken die Tiere ihre spontane Zuneigung aus. Hinweise darauf sind möglich, auf die eigenen körperlichen Ausdrucksweisen einzugehen sowie die Körpersprache des Gegenübers zu erkennen und zu beachten.

3.4 Achtsamer Umgang mit den Tieren

Peter A. Levine, Trauma- und Stressforscher, beschreibt diesen Prozess als Unterstützung zur eigenen «Erdung» und Selbstfindung. In seinen Stabilisierungs- und Ressourcenarbeiten beschreibt er die Möglichkeiten sogenannter Tierübungen: «Zur Unterstützung Ihrer Erdung können Sie auch mit einem Tier arbeiten. Tiere sind vollkommen natürlich, geerdet und instinktgeleitet. Selbst ein Pudel, der in der Stadt aufwächst, behält seine Instinkte bei. Mitunter bekommt man schon ein Gefühl von Geerdetsein, wenn man einem Tier einfach nur zuschaut und bemerkt, wie vollkommen rhythmisch und in seinem Körper anwesend es ist. Häufig haben traumatisierte Menschen genau deshalb Haustiere.» (Levine, 2007, S. 53) In den therapeutischen Behandlungen regen wir die Kinder an, achtsam unsere Tiere anzufassen und sich auf deren Lebensrhythmus zu konzentrieren. Diese meditativen Übungen helfen den Kindern, sich konzentrierter und offener auf den therapeutischen Prozess einzulassen. Neuere neurobiologische Forschungen bestätigen, dass das Streicheln und Liebkosen der Tiere das prosozial wirkende Neurohormon Oxytozin ausschüttet. Dies wirkt zusätzlich beruhigend, angstlösend, stressvermindernd und entspannend (vgl. Julius et. al., 2014).

Fallbeispiel Daniel

Der 7-jähriger Knabe wurde von seinen Eltern der Therapie zugewiesen: Er litt an einem elektiven Mutismus. Daniel verweigerte den Sprachgebrauch gegenüber Erwachsenen aus emotionalen und konflikthaften Gegebenheiten. Mit den Kindern im Kindergarten und zu Hause konnte er sich sprachlich verständigen. In der therapeutischen Behandlung kommunizierte er nur averbal mit mir. Seine Vorliebe galt dem Sandkasten, wobei er die Spielautos benützte und dazu kleinkindliche Brummgeräusche von sich gab. Es geschahen viele Unfälle mit Verletzten. Die Spielautos fuhren ineinander, und verschiedene Lawinen bedrohten die Straßen und Dörfer. Das Spiel wiederholte sich in immer ähnlichen starren Abläufen; der Knabe konnte keine befreienden und konstruktiven Lösungen finden. Als Therapeutin erschrak ich über dieses impulsive, ungesteuerte und gleichzeitig eingeschränkte, ideenarme Spielverhalten. Es fielen mir die immer wiederkehrenden Spielmuster auf, die mit vielen Bedrohungen und Schrecken verbunden waren.

Weinberg (2013) zeigt auf, wie diese stereotypen Spielverläufe auf traumatische Erlebnisse hinweisen. Das Kind bleibt in «alten Mustern» der traumatischen Erfahrung gefangen. Es gelingt ihm nicht, sich in ein befreiendes Spiel einzulassen. Es ist die Aufgabe der Therapeutin, hilfreich einzugreifen und dem Kind verschiedene konstruktive Lösungsmöglichkeiten anzubieten.

In der Identifikation mit den verletzten Personen des Spielgeschehens drückte ich deren Schmerzen, ihre Hilflosigkeit und ihr Ausgeliefertsein in einer handelnden, kindgerechten Sprache aus. Gemeinsam bauten wir ein Krankenhaus und pflegten die Verletzten. Am Sandkasten arbeiteten wir gestaltend miteinander und kommunizierten mit Geräuschen. In den Elterngesprächen wurde deutlich, dass die Familie unter belastenden emotionalen Mehrgenerationenkonflikten litt. In einer Paartherapie gelang es den Eltern, konstruktive Lösungen für ihre Familie zu erarbeiten. Dies ermöglichte dem Knaben, sich auch mir gegenüber verbal zu äußern. Er musste dieses konflikthafte Familiengeheimnis nicht mehr in sich tragen und vermochte sich allmählich seiner Mit- und Umwelt zu öffnen.
Mit unserem Hund und den Kaninchen nahm Daniel von Anfang an Kontakt auf, streichelte und liebkoste sie. Mit ihnen kommunizierte er über die gemeinsame Körpersprache, zugewandt und frei. Durch die analoge Kommunikation, d.h. die Körpersprache, drückte das Kind spontan seine Befindlichkeit und sein Erleben aus.
Dazu Olbrich (2009, S. 85): «Analoge Kommunikation nutzt Gestik, Gesichtsausdruck, die Stimmmodulation, sie nutzt die Sprache der Augen, die Sprache der Berührungen.» Die analoge Sprache ist die frühe Bezogenheit zwischen dem Kind und seiner Mutter. Im Gegensatz zur digitalen Kommunikation, bei der die Kommunikation mit Symbolen und Wörtern inhaltlich festgelegt ist, verwendet die analoge Kommunikation die Sprache der Berührungen und Empfindungen. Diese nonverbalen Äußerungen und Verhaltensweisen sind sowohl für das Tier als auch für den Menschen versteh- und deutbar. Diese vorsprachlichen Ausdrucksformen haben einen engen Bezug zu unserem instinktiven Erleben und zu unseren Gefühlen. Im kindertherapeutischen Verständnis und Entwicklungsprozess gilt die Aufeinanderfolge von körperlichen und gestalterischen Handlungen zu seelischen Bildern und letztlich zu sprachlichen Begriffen als heilender Prozess.
Nach drei Jahren regelmäßiger therapeutischer Arbeit hörte ich ihn zum ersten Mal sprechen. Er begrüßte unsere Kaninchen und unseren Hund mit deren Namen. (Zora und Mutz). Er fütterte die Tiere und verhielt sich sehr fürsorglich ihnen gegenüber. Erst nach der handelnden Beziehungs- und Kontaktaufnahme war es ihm möglich, mich anzusprechen. Wie andere mutistische Kinder, die beginnen zu sprechen, zeigte er ein ausgeprägtes Verlangen, mich mit sachbezogenen Fragen zu überhäufen. Gemeinsam reflektierten wir den handlungsorientierten Therapieprozess. Erst in späteren Stunden interessierte sich Daniel auch für das Befinden und Verhalten unserer Tiere. Auf eigenes Empfinden und Erleben vermochte er trotz meinen Unterstützungen kaum einzugehen.

3.5 Vertrauen und Wandlungsbereitschaft

Tiere, die im therapeutischen Setting dabei sind, fühlen sich in ihrem vertrauten Revier sicher und geborgen. Die stabile Bindung zur Therapeutin verstärkt dieses emotionale Grundgefühl. Aus neurobiologischer Sicht bestätigt uns Hüther (2011), wie wichtig für eine Wandlung im therapeutischen Prozess das *Vertrauen* ist. «Vertrauen ist das Fundament, auf dem alle unsere Entwicklungs-, Bildungs- und Sozialisierungsprozesse aufgebaut werden. Vertrauen braucht ein Kind auch später, wenn es erwachsen geworden ist, mehr als alles andere, um sich der Welt und anderen Menschen offen, ohne Angst und Verunsicherung zuwenden und auch schwierige Situationen meistern zu können.» (Hüther, 2011, S. 124) Auf drei Ebenen ist dieses Vertrauen zur Problembewältigung in der Kindheit zu fördern:

- Vertrauen in die eigenen Möglichkeiten, Fähigkeiten und Fertigkeiten
- Vertrauen in die Lösbarkeit schwieriger Situationen gemeinsam mit den Mitmenschen und
- Vertrauen in die Sinnhaftigkeit der Welt und das eigene Geborgen- und Gehaltensein in der Welt.

Seiner Überzeugung nach helfen **Begeisterung und Inspiration** zur Offenheit, Lernbereitschaft und Wandlung. Wahrnehmen und Empfinden, Denken und Fühlen, Stimmungen und Körperhaltungen bilden eine Einheit. Das Gehirn ist lebenslang wandelbar und eine «Baustelle»: Wir können unsere Erfahrungen und Empfindungen unter emotionaler Beteiligung immer wieder neu finden und strukturell im Gehirn neue Verschaltungen aufbauen. «Wir müssten dazu eines dieser bisher benutzten motorischen, sensorischen, kognitiven oder affektiven Muster verlassen, also beginnen, anders zu sehen, zu fühlen oder zu handeln.» (Hüther, 2011, S. 134)

Die Begegnung mit den anwesenden Tieren begünstigt die Förderung des Vertrauens (vgl. Fallbeispiel Daniel). Unserer Erfahrung nach gelingt es vielen Klienten, in den Beziehungen zu den Tieren wieder an sinnliche, motorische und emotionale Erinnerungen, die oft verbunden sind mit früheren positiven Erlebnissen, anzuknüpfen. Diese wecken zum einen regressiv ursprünglich-seelische Erfahrungen, zum andern Möglichkeiten zur Entfaltung progressiver Lösungsansätze. Aus neuropsychologischer Sicht bestätigt Hüther: «Wie die neueren Ergebnisse der Hirnforschung zeigen, werden Erfahrungen immer gleichzeitig auf der kognitiven, auf der emotionalen und auf der körperlichen Ebene in Form entsprechender Denk-, Gefühls- und körperlicher Reaktionsmuster verankert und aneinander gekoppelt (‹Embodiment›).» (Hüther, 2011, S. 133) Wie wir mehrfach dargelegt haben, unterstützen die Tiere dieses ganzheitliche Erleben.

4 Bindungsorientierte tiergestützte Psychotherapie

4.1 Objektbeziehungstheorie

Die Entwicklung der menschlichen Persönlichkeit ist eine Aufgabe in der Gemeinsamkeit des Kindes mit der primären Bezugsperson. Das *Fürsorgeverhalten* der verantwortlichen mütterlichen/väterlichen *Pflegeperson* korrespondiert mit dem *Bindungsverhalten des Kindes*. Die *emotional-motivationalen Systeme* beider fördern sich in ihrer Bezogenheit aufeinander wechselseitig und gemeinsam. Dabei ist das Fürsorgeverhalten der verantwortlichen mütterlichen/väterlichen Bezugsperson wesentlich ausgeformter als das sich bildende Bindungsverhalten des Neugeborenen. Das Fürsorgeverhalten lässt sich auf die Bindungserfahrungen der mütterlichen/väterlichen Bezugsperson aus der eigenen frühen Entwicklungszeit zurückführen und ist von ihren Entwicklungserfahrungen geprägt. Das biologisch-bedingte Angewiesensein, die «absolute Abhängigkeit» (nach Winnicott) eines neugeborenen Menschen bzw. eines Säugetieres auf eine Mutter(ersatz)person kann aus ethologischer Betrachtungsweise als angeborene Grundlage des sich entwickelnden Beziehungs- und Bindungsverhaltens gesehen werden. Die entsprechenden somatisch-hormonalen Veränderungen der Mutter im Verlaufe der Schwangerschaft begünstigen das fürsorgliche Eingehen auf das Neugeborene (primäre Mütterlichkeit nach Winnicott); entsprechend negativ können sich psychosoziale Belastungen auf den weiteren Entwicklungsverlauf der Mutter-Kind-Beziehung auswirken.

Zusammen mit andern Psychoanalytikern sieht Winnicott (1979) die Mutter-Kind-Beziehung als dyadische, interaktionelle Beziehung. Die Mutter und ihr Säugling sind eng miteinander verbunden. Das Kind erlebt seine Umwelt als Teil von sich selbst und ist damit völlig verschmolzen. Aus dem Zustand des Einsseins mit der Mutter entwickelt das Kind erst allmählich das Getrenntsein von ihr und seine eigene Identität.

Die «genügend gute Mutter» passt sich zunächst fast völlig an die innere Realität des Säuglings an. Sie geht fürsorglich auf seine Bedürfnisse ein. Diese Anpassung kann die Mutter flexibel je nach der Entwicklung des Kindes, seinem Temperament und Wesen variieren. Dadurch lernt das Kleinkind, allmählich mit Entsagungen und Frustrationen umzugehen und sich mit der äußeren Realität auseinanderzusetzen. «Dennoch muss die Anpassung am Anfang beinahe vollkommen sein; ist sie es nicht, so hat der Säugling keine Möglichkeit, eine Beziehung zur äußeren Realität aufzubauen, geschweige denn diese Realität zu erfassen.» (Winnicott, 1979, S. 21) Gelingt es der Mutter nicht, dem Säugling/Kleinkind die Illusion einer vollständigen Angepasstheit zu vermitteln, erlebt dieses allfällige Fehlanpassungen als körperliche und emotionale Übergriffe. Stück für Stück ist es Aufgabe der Mutter oder der Pflegeperson, das Kleinkind von der subjektiv erlebten Verschmolzenheit, der «Omnipotenz», zur Anerkennung der äußeren Wirklichkeit, der Realitätsprüfung, zu begleiten (Prozess der Desillusionierung).

Übergangsobjekte und Übergangsphänomene (Schmusedecken, Stofftiere, Summen und Lautäußerungen) sind vom Kind selber erschaffene Gegenstände oder selbst initiierte Handlungen. Der Zipfel des Leintuches, ein Lümpchen, ein Stofftier oder Lautäußerungen wie Summen treten in der Regel im Alter von vier bis zwölf Monaten auf: Das Kind beginnt, nach äußeren Objekten zu greifen, und steckt diese mit seinen eigenen Fingern in den Mund. Das Übergangsobjekt dient zum Aufbau eines «Zwischenbereiches», den das Kleinkind als Brücke von der eigenen, seelischen (subjektiven) Innenwelt zur gemeinsam erlebten, objektiven Wirklichkeit benötigt. Das Übergangsobjekt ist sowohl ein in der Welt *vorgefundener Gegenstand wie ein symbolisch erlebter Stellvertreter*, der in der Abwesenheit der Mutter diese bedeuten und ersetzen kann. Das Übergangsobjekt trägt charakteristischerweise einen dem Kind vertrauten Geruch; es sollte daher nicht gewaschen werden. Es wird zum Schutz in besonders gefährdenden Momenten, beispielsweise Einschlafen, Trennung von der Mutter, Kontakt zu Fremden etc., besonders benötigt. Viele Kinder übertragen die intensive gefühlsmäßige Wertschätzung ihres Übergangobjektes mit dem Älterwerden auf diverse, manchmal sehr umfangreiche Stofftiersammlungen. Manche Kinder behalten ihr spezielles «Stofftier» (Übergangsobjekt) während ihrer ganzen Kindheit und erleben dieses als schutzgebenden, treuen Begleiter. Mit dem Älterwerden werden diese «Begleiter» oft im Geheimen mit sich herumgetragen.

Mit der primären Bezugsperson versucht das Kleinkind, die unterschiedlichen Erfahrungen von «gut» und «böse» zu integrieren. Es lernt, die psychophysischen Wahrnehmungen von lustvoll, angenehm, befriedigend, beruhigend sowie unangenehm, schrecklich, erregend, ablehnend in der Beziehung zur gleichen Person zu verbinden (gemeinsame Stressregulation). Misslingen diese grundlegenden Erfahrungen, beispielsweise durch übergriffiges, grenzverletzendes Verhalten der Bezugspersonen oder mangelnde Fähigkeiten des Kindes, so *spaltet* das Kind seine inneren Erfahrungen: Zum einen idealisiert und überschätzt es sich selbst und andere, zum andern verzerren bedrohliche oder verfolgende seelische Erfahrungen die Beziehungen zur Mitwelt. Das Kind trennt seine Umgebung in hilfreichgute und bedrohlich-ablehnende Personen, wobei geringe Belastungen, Frustrationen und Belohnungen die affektive Bezogenheit zu den Bezugspersonen beeinflussen kann (switchen). Ein möglicher Ausweg aus diesem mangelhaft gelungenen Prozess der Integration von Liebe und Hass kann eine subjektive-egozentrische, d.h. eine magisch-omnipotente Kontrolle der Umwelt sein. Im bindungstheoretischen Kontext entsprechen diese fürsorglich oder feindselig kontrollierenden Erlebens- und Verhaltensweisen der desorganisiert-chaotischen Bindungsstörung.

Im Zusammensein mit Tieren erleben Kinder gewisse Aspekte eines Übergangsobjektes. Sie fühlen sich ihnen sehr nahe, verschmelzen mit ihnen. Sie haben das Gefühl, von ihnen verstanden und geliebt zu werden. Die Tiere können ihnen im eigenen Erleben Schutz und Wertschätzung geben. Als lebendige Lebewesen haben die Tiere aber eigene Lebensrechte und sind daher keine Übergangsobjekte. Werden sie von den Kindern als Teil ihrer selbst erlebt, kann dies zu ihrer Misshandlung führen.

Fallbeispiel Sarah

Die 8-jährige Sarah litt unter Kontaktproblemen und vielen Beziehungsabbrüchen. In ihrer emotionalen, sozialen und kognitiven Entwicklung war sie stark retardiert. Sie wirkte häufig apathisch, wich in Tagträumereien und kleinkindliche Verhaltensweisen aus.

Die Mutter von Sarah war Alkoholikerin. Sarah kam im 8. Monat als Frühgeburt zur Welt. Die Eltern trennten sich, als das Kind 3 Jahre alt war. Bereits ihr Lebensstart und ihre frühe Kindheit waren durch schwere Schicksalsschläge geprägt. Das Mädchen litt darunter, dass die Mutter durch den Alkoholkonsum häufig verändert war: Die Affektüberschwemmungen und die emotionalen Abwesenheiten der Mutter bereiteten dem Mädchen große Probleme. Sie erlebte die Mutter in diesen Situationen als unberechenbar und bedrohlich. Die vielfachen Beziehungswechsel der Mutter verunsicherten das Mädchen zusätzlich. Unklar blieb, ob das Mädchen sexuellen Übergriffen ausgeliefert war. Anamnestisch hervorzuheben ist, dass Sarah kein Übergangsobjekt in ihrer frühen Entwicklungszeit benutzte.

In der therapeutischen Situation nahm das Mädchen rasch zu unseren Tieren Kontakt auf. Die Tiere bauten Schwellenängste ab und halfen ihr, sich wohlzufühlen und sich zu entspannen. Gegenüber mir verhielt sie sich abwartend und zurückhaltend. Ich erlebte sie emotional als schwer fassbar. Sie vermittelte den Eindruck, als würde sie in einer anderen Wirklichkeit leben. Zeigte sie spontan eigene Lebensäußerungen, entschuldigte sich Sarah unangebracht dafür.

Vordergründig passte sich Sarah an, suchte die Zuneigung und Anerkennung bei den Erwachsenen. Ihr Bemühen um Zuwendung erschien übertrieben stark. War sie nicht beaufsichtigt, plagte sie andere Kinder, vor allem körperlich Schwächere. Sarah provozierte sie und spürte nicht, wenn sie andere damit verletzte. Den Sozialpädagoginnen fiel ihre mangelnde Fähigkeit zur Einfühlung und der mangelnde Bezug zu ihrer Gefühlswelt auf. Sie hatte Mühe, sich in eine soziale Gruppe zu integrieren. Sarah lebte in verschiedenen Ich-Zuständen und wechselte unmittelbar von einem Ego-Zustand zum andern. Teilweise war sie kleinkindlich, imitierte eine Babysprache, um unvermittelt in altkluge, gekünstelte Verhaltensweisen zu wechseln.
In jede Therapiestunde brachte das Mädchen ein anderes Stofftier mit. Sie erzählte, dass alle nachts in ihrem Bett schlafen und sie beschützen würden. Sie bevorzugte keines und zeigte nur eine geringe emotionale Bezogenheit zu einzelnen Stofftieren.
Sarah wandte sich in den therapeutischen Sitzungen den verschiedenen Stofftieren in der Praxis zu. In Rollenspielen zeigte sie, wie der Stoffesel sich verletzt hatte. Eifrig pflegte sie ihn und beschützte ihn durch ihr Fürsorgeverhalten liebevoll. Mich forderte sie auf, während ihrer Abwesenheit auf dieses Stofftier zu achten und es weiterhin zu pflegen. Mit diesem Verhalten schien sie stellvertretend ihre eigenen seelischen Wunden zu thematisieren und mich als verlässliche Bezugsperson zu besetzen.
In einer folgenden Stunde erlebte Sarah, wie sie unserem Meerschweinchen Schutz vermitteln konnte. Traurig erzählte mir Sarah, dass sie als kleines Kind ein Meerschweinchen zerdrückt habe. Sogar als das Tier bereits tot gewesen sei, habe sie es noch gehalten. Niemand habe ihr geholfen, das Tierchen richtig zu halten. Sie wollte ihm doch nur Schutz geben. Gemeinsam versuchten wir, uns in das kleine Mädchen von damals einzufühlen: Es war mit dem Meerschweinchen ganz verschmolzen und erlebte es als Teil von sich. Das kleine Mädchen wollte ihm schützend Sicherheit geben. Keine Erwachsenen leiteten es an, wie das Tierchen richtig zu halten sei. Sarah konnte dieses schmerzhafte Erlebnis in meiner Anwesenheit besser verstehen und die Trauer um das Tier zulassen. Dieses Beispiel verdeutlicht, dass lebendige Tiere nicht Übergangsobjekte im Sinne Winnicotts sind.
Sarah freute sich, mit mir Pflänzchen zu setzen und zu sehen, wie sie sich entwickelten. Das Gedeihen der Pflanze spiegelte ihre eigenen Wachstumsprozesse wider. Stolz brachte sie jeweils die Pflanze mit in die Therapie und zeigte mir, wie sie sie umsorgte.
In Rollenspielen identifizierte sich Sarah mit der Prinzessin des Kasperletheaters. Diese gefiel ihr sehr. Die Prinzessin wurde immer wieder vom Teufel

bedroht und angegriffen. In vielen Stunden wiederholte das Mädchen die ähnlichen Spielsequenzen. Mit meiner Unterstützung wurde es Sarah möglich, sich aus diesen sich immer wiederholenden Spielabläufen zu lösen. Weinberg (2013) beschreibt eindrücklich, wie Kinder ihre erlebten Bedrohungen und die damit verbundenen Gefühle von Hilflosigkeit und Angst im Spiel immer neu inszenieren. Diese traumatischen Spielabläufe werden wiederholt, ohne dass eine spontane Heilung oder Lösung gefunden wird. Das Kind zeigt uns sein inneres Drama. Die Vorstellung, dass sich ihnen jemand hilfreich zuwendet, ist für diese Kinder aufgrund ihrer schmerzhaften Erfahrungen undenkbar. Die guten Erlebnisse von Schutz und Geborgenheit widersprechen ihren eigenen Empfindungen und ihrer persönlichen Biografie. Als Therapeuten spüren wir in der Beziehung zum Kind diese Hilflosigkeit, das Ausgeliefertsein und die Leere. Bei Sarah versuchte ich, auf die bedrohliche Situation der Prinzes-

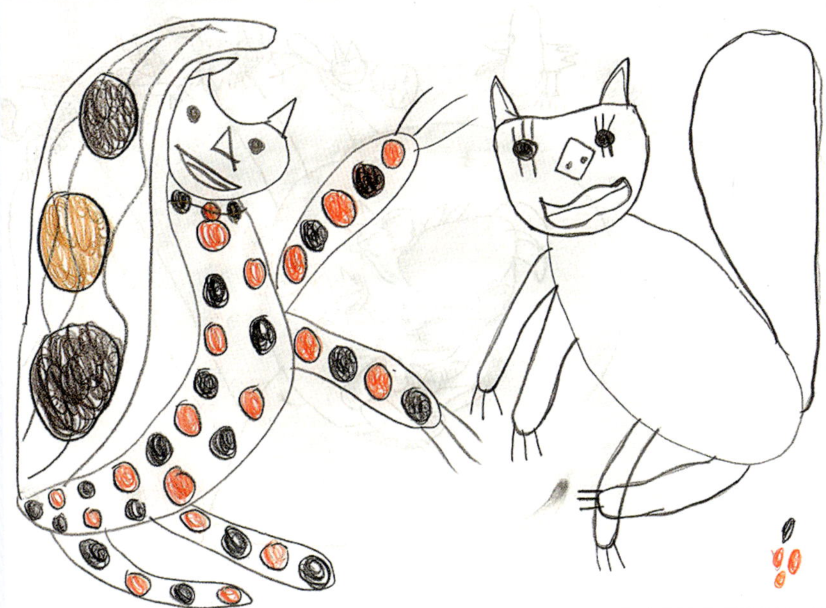

Abbildung 19: Sarah betitelte dieses Bild mit «Zwei Eichhörnchen, die sich bekämpfen». Bezeichnenderweise konnte sie nicht schildern, warum die beiden Tiere sich streiten. Es war dem Mädchen nicht möglich, zu spüren, wie eines der beiden Tiere große Angst hat. Beim Zeichnen gelang es Sarah, die schmerzhaften und bedrohlichen Gefühle darzustellen. Wir versuchten, konkrete Schutzmöglichkeiten wie z. B. eine Hütte für das bedrohte Eichhörnchen zu bauen.

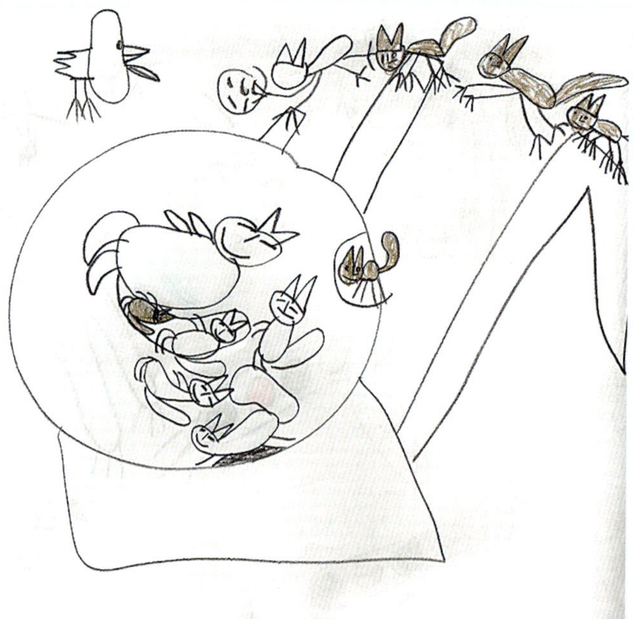

Abbildung 20: Kommentar von Sarah: «Eichhörnchenfamilie beim Schlafen, die Vögel lernen zu spielen. Der herbeifliegende Vogel (oben links) ist die Mutter und möchte das kleine Eichhörnchen auffressen; er bedroht es, und es fühlt sich ihm hilflos ausgeliefert.» Wir versuchten gemeinsam, ihm Unterstützung zu vermitteln. Sie zeichnete, wie das Kleine sich vor der Bedrohung schützen kann.

sin einzugehen. Gezielte Interventionen legten dem Mädchen nahe, wie die Prinzessin sich fühlte, z. B. «Ich habe schrecklich Angst, ich fühle mich klein und schwach». Sarah konnte ihre eigenen verletzten Seiten spüren. Durch meine Interventionen wurde es dem Kind möglich, gute, hilfreiche Wesen zu finden, die der Prinzessin beistehen konnten. Ein Spielpferdchen erlebte sie als die gute, lichte Seite der Seele. Dieses Tier half ihr, die bedrohlichen, teuflischen Seiten zu zähmen.

Mithilfe der bindungsorientierten Psychotherapie konnte Sarah ihre schweren Schicksalsschläge und deren Auswirkungen auf ihre Entwicklung darstellen und teilweise verarbeiten. Diese tief greifenden traumatischen Verletzungen in ihrem Elternhaus werden weiterhin ihren Lebensweg mitbestimmen. Wesentlich für ihre Entwicklung waren die in der therapeutischen Beziehung gelebten Erfahrungen, wobei auch die Tiere ihren Teil dazu beisteuerten.

Am Schluss der Therapiesitzung zeichnete Sarah eine Katze im Korb, die sich wohl und geborgen fühlt. Dieses Bild erlebte Sarah als ein schutzgebendes Gegenbild zum erlittenen Schrecken (vgl. Reddemann, 2004).
Für die Stabilisierung und Weiterentwicklung des Kindes war es wichtig, dass es beruhigt und ohne Erregungsreaktionen (Stress) den Therapieraum verließ. Reddemann weist auf die stabilisierenden Bilder von Schutz und Reinigung hin: «Die innere Bewegung zwischen dem belastenden und einem beruhigenden Bild ist vermutlich eine der einfachsten und wirksamsten Möglichkeiten, aus innerer Ohnmacht herauszufinden.» (Reddemann, 2004, S. 107)
Sarah erzählte viel von ihren eigenen Haustieren und zeichnete sie mit Freude. Ihre Beziehung zu ihnen war intensiv und fürsorglich.

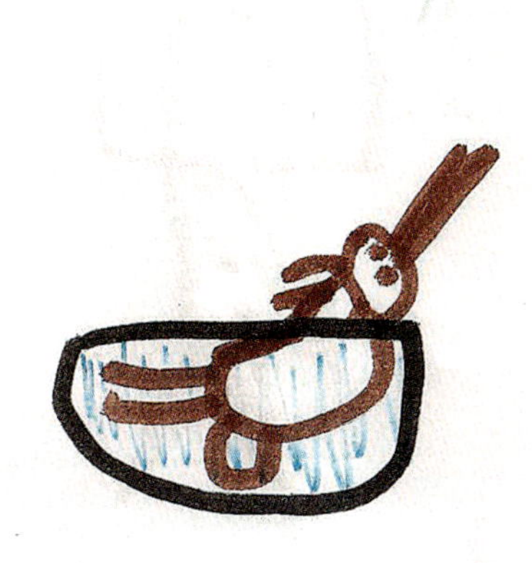

Abbildung 21:
Sicherer Ort für die Katze

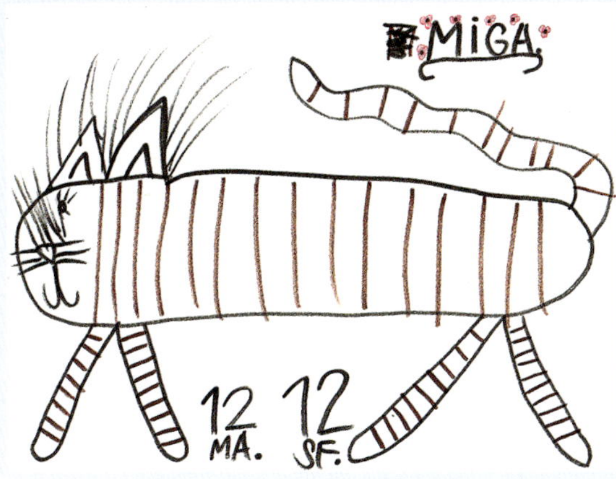

Abbildung 22:
Sarahs Katze Miga

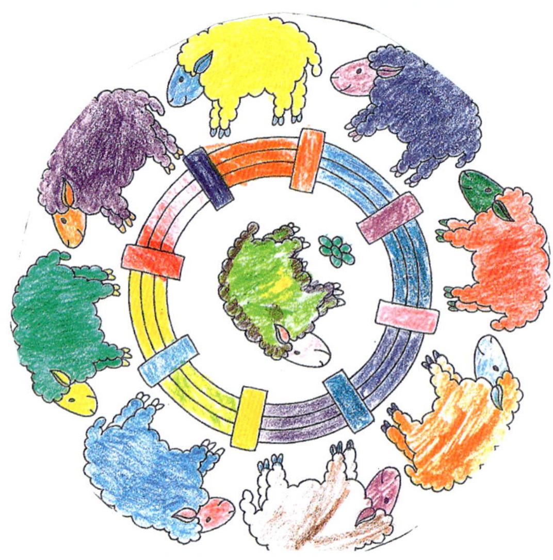

Abbildung 23:
Ausgemalte Mandala-Zeichnung

Das Ausmalen von Mandala-Bildern ist eine ruhige, entspannende Tätigkeit. Sarah malte häufig am Ende der therapeutischen Sitzung ein Mandala. Diese meditative Beschäftigung half ihr, die in der Therapiestunde gefundene Stabilisierung zu festigen.

Damit sich Sarah an die Erlebnisse in den therapeutischen Sitzungen erinnern konnte, gab ich ihr Fotografien unserer Tiere mit nach Hause. Diese schmückten ihr Schlafzimmer und vermittelten damit Schutz und Zuversicht (Objektkonstanz).

4.2 Entwicklungsaufgaben

Die Bewältigung der verschiedenen *Entwicklungsaufgaben* ist wesentlich für die Reifung und Strukturbildung der Persönlichkeit. «Wenn die Entwicklungsaufgaben erfüllt werden, tritt das Kind in eine jeweils neue Lebensform ein, und es stehen ihm jeweils neue Grundkompetenzen zur Verfügung. Unter ungünstigen Beziehungsbedingungen werden die Entwicklungsaufgaben nicht bewältigt und die neuen Kompetenzen nicht ausgebildet mit der Folge, dass die Funktionsweisen früherer Entwicklungsstufen vorherrschend bleiben.» (Rudolf, 2010, S. 32) Die mütterliche/väterliche Bezugsperson hat sich in ihrem Fürsorgeverhalten dem Entwicklungsprozess anzupassen, um die Entfaltung des Kindes zu fördern bzw.

nicht zu beeinträchtigen oder zu schädigen. Lebensgeschichtlich frühe Beziehungs- und Bindungserfahrungen prägen die Persönlichkeitsentwicklung in ihren körperlichen, emotional-affektiven, kognitiven und sozialen Ausformungen. Sie sind die Grundlagen der vielseitigen Lern- und Erlebnisfähigkeiten.

Zusätzlich zu den ethologisch orientierten Bindungsforschungen, die in Kapitel 4.3 vorgestellt werden, fassen wir im Folgenden die wichtigen Entwicklungsetappen und ihre Grundkonflikte in Anlehnung an Rudolf zusammen. Zu bedenken ist, dass diese Grundkonflikte ausgestaltete und verinnerlichte *Erfahrungen von Beziehungsmustern* und damit abhängig von den früheren (und zukünftigen) Beziehungspartnern sind. Die Erkenntnisse der modernen Säuglingsforschungen (Stern, Dornes etc.) bestätigen mit dem Begriff des **kompetenten Säuglings**, wie wesentlich für eine gelingende Dual-Beziehung die kindlichen Beiträge sind. (vgl. Fallbeispiel Patrick). Falls diese Entwicklungsaufgaben nicht oder ungenügend gelöst werden, sind die entsprechenden Auswirkungen neben eingeschränkten Entwicklungsmöglichkeiten psychopathologische Folgezustände. Klinisch zeigen sich diese als persönlichkeitsstrukturelle Defizite, als eingeschränkte Resilienz, als große Verletzbarkeit und gegebenenfalls als manifeste seelisch-geistige Erkrankung.

Wie sich diese entwicklungsstrukturellen Defizite auf die Beziehung zu Tieren auswirken, wird in den bindungstheoretischen Ausführungen (vgl. Abschn. 4.3.3) dargelegt. Aus objektpsychologischer Erkenntnis bestehen die Konflikte zwischen *frühen Beziehungswünschen*, die aufgrund von negativen Erfahrungen verdrängt sind, und einem darauf *sekundär entwickelten Beziehungsmodus*, der sich als Antwort auf die frühen Erfahrungen entwickelt hat. Zwischen beiden Modi entsteht in der Regel ein Spannungsverhältnis von entgegengesetzten Intentionen, die sich im weiteren Entwicklungslauf festigen. Fragen, die sich im Zusammenhang mit tiergestützter Psychotherapie daraus ergeben, sind: Wie gehen Tiere mit ihren Bindungs- und Beziehungswünschen und Versagungen ihrer Bedürfnisse um? Entwickeln Tiere auch einen organisierten Bindungsstil? (vgl. Abschn. 4.3.3)

4.2.1 Grundkonflikt der Nähe oder Individuations-Abhängigkeits-Konflikt: Entwicklungszeitraum des ersten halben Jahres

Aufgaben dieser Entwicklungszeit sind die Erkennung und Abgrenzung erster Ansätze einer Subjekt-Objekt-Differenzierung, wobei die kommunikative Brücke vorwiegend auf körperliche und affektive Erfahrungen bezogen ist. Diese prozesshaften Erfahrungen sind wegleitend für die beginnende Unterscheidung zwischen eigenem und fremdem Erleben sowie der Ausbildung eigener grundlegender struktureller Persönlichkeitsanteile.

Nicht bewältigte Entwicklungsaufgaben dieses Entwicklungsabschnitts zeigen sich im späteren Leben als panikartig und konflikthaft erlebte Beziehungs- und

Verlustängste. Es drohen Verluste der Beziehung sowohl zum Gegenüber wie zu sich selbst (Desintegrationszustände). In Abgrenzung zu den Beziehungspersonen wird ein betont von Beziehungen unabhängiges Leben gesucht (schizoide Persönlichkeitsentwicklung; in belastenden Lebenssituationen Gefahr der psychotischen Dekompensation mit Verlust der Ich-Grenze).

Fallbeispiel Sven

Sven war das einzige Kind einer alleinerziehenden Mutter. Sie musste im Verlaufe ihres Lebens wegen rezidivierenden psychotischen Episoden vielfach in psychiatrischen Institutionen hospitalisiert werden. Während der Schwangerschaft war sie psychisch und sozial belastet und vermochte wegen einer erneuten psychotischen Dekompensation ihr Neugeborenes während der ersten Lebensmonate nur bedingt bei sich zu behalten. Sven wurde in dieser Zeit zusätzlich von den Großeltern mütterlicherseits betreut. Gedeih- und Entwicklungsstörungen im ersten Lebensjahr erzwangen zwei länger dauernde Hospitalisationen in der Kinderklinik.

In Abhängigkeit des seelischen Befindens der Mutter teilten sich seit dem 3. Lebensjahr die Mutter, die Großeltern und ein Kleinkinderheim die Versorgung von Sven. Bis zu seiner Ausschulung als 18-Jähriger wuchs er in einem heilpädagogischen Sonderschulheim auf. Die Wochenenden verbrachte er meistens bei seinen Großeltern und wurde dort regelmäßig von seiner Mutter besucht. Zum Vater bestanden während der Kindheit nur sehr wenige Kontakte, inzwischen lebt der alkoholkranke Mann als Rentner seit Jahren im fernen Ausland.

Als Jugendlicher erlebte Sven mehrfach die oft dramatisch ablaufenden Einweisungen seiner Mutter in Kliniken sowie die von ihr geäußerten Drohungen, sich das Leben zu nehmen. Diese kaum zu ertragenden Erfahrungen traumatisierten den Jugendlichen und belasteten zusätzlich seine gefährdete Entfaltung. Diese Traumata wirkten sich sowohl in seiner emotionalen und sozialen Entwicklung als auch in den kognitiven Fähigkeiten retardierend aus. Kurz vor Beginn seiner Lehre nahm sich seine Mutter das Leben.

Sven arbeitet seit zehn Jahren als Landwirtschaftshelfer an einem geschützten Arbeitsplatz. Mit gelegentlichen Unterstützungen seiner Arbeitgeber bewohnt er eine eigene Wohnung. Er bezieht eine Rente, und eine amtliche Beistandsperson regelt seine administrativen Verpflichtungen.

Seit seiner Kindheit betreue ich Sven psychiatrisch-psychotherapeutisch in regelmäßigen Abständen: Wir haben die schweren Zeiten der schizophrenen Erkrankung seiner Mutter sowie ihren tragischen Suizid erlebt. Die Schwierigkeiten der Berufsausbildungen von Sven, der wegen Freude an Tieren gerne in der Landwirtschaft tätig sein wollte, konnten in Zusammenarbeit mit den begleitenden Fachpersonen ermöglicht werden. Seine Entwicklungsbehinderungen lassen keine Tätigkeiten auf dem freien Arbeitsmarkt zu. Sein Wunsch nach einer länger dauernden Beziehung zu einer Freundin hat sich nur vorübergehend erfüllt.

Sven möchte sein Arbeitspensum auf dem Bauernhof mit Engagement, zuverlässig und kompetent erfüllen. Trotz verständnisvollen Anleitungen, Zuwendungen und fachlicher Unterstützungen geschehen öfters kleinere oder größere Missgeschicke, wie beispielsweise das Vergessen, die Tiere zu füttern, sie fachgerecht zu putzen und Handlungsabläufe zu erledigen. Sven passieren diese Fehler in disoziierten Zuständen, die ausgelöst werden von seinen Kontakt- und Beziehungsängsten. Er fühlt sich sozial isoliert und vereinsamt, leidet unter Misserfolgs- und Versagensängsten. Einige wenige Kollegen der Hooligan-Fußballszene sind seine «Freunde» und «guten Kollegen». Immer wieder missbrauchen sie ihn, teils absichtlich, für ihre eigenen konflikthaften Spannungen und Konflikte untereinander und mit den Ordnungshütern. Sven erkennt die in diesen Kreisen geltenden «Gesetze» und Absprachen sowohl kognitiv als auch emotional nur bedingt: Immer wieder gerät er im Zusammensein mit dieser Szene, die ihn zwanghaft anzieht, in panikartige Ausnahmezustände. Er fühlt sich verfolgt, an Leib und Leben bedroht. Er befürchtet, seine «Schutzpersonen» würden sich von ihm abwenden und ihn im Stich lassen. Svens Schwierigkeiten, sich abzugrenzen, ziehen sich durch sein gesamtes Leben. In den therapeutischen Sitzungen kann Sven, in entspannter, ruhiger und vertrauensvoller Atmosphäre, diese Abgrenzungskonflikte und affektiven Kontrollverluste erkennen und verstehen. Seinen ambivalenten Grundkonflikt – seine Suche nach Nähe, Verschmelzen und Einswerden mit dem Gegenüber einerseits und gleichzeitig den schützenden Rückzug auf sich selbst andererseits – kann er bruchstückweise annehmen.

Im «chaotisch-mafiösen» Gerangel der Hooligan-Szene versagen seine Fähigkeiten zur Selbststeuerung und zur Eigenkontrolle. Er kann sich nicht als eigenständig erlebende und handelnde Person wahrnehmen. Sven erleidet einen Verlust seiner Ich-Grenzen (Strukturzerfall), desintegriert und leidet unter psychotischen Wahnvorstellungen der Vernichtung und des Ausgestoßenwerdens. Einen Kollegen erlebt er als «Helfer» und «Retter». Dabei klammert er sich hilflos an ihn und erhofft sich Stärke von ihm. Er erlebt ihn wie einen älteren Bruder oder väterlichen Beschützer. Ist dieser nicht erreichbar, gerät Sven tagelang in Verzweiflung, Selbstwertkrisen und Vernichtungsängste. Wichtig ist der Hinweis: Nicht nur im «stürmischen» Getümmel eines laufenden Fußballspiels, sondern auch im Alltag quälen Sven Gedanken der

Leere, der Einsamkeit und Verzweiflung. Verwirrungszustände sowie körperliche Missempfindungen beeinträchtigen sein Wohlbefinden massiv. Er erkennt oft selber, wie seine psychischen Schwierigkeiten das Beziehungsgeschehen zu seinen wenigen Kollegen negativ prägen; ein Wissen, das ihm aber in der bedrohlich erlebten Verlassenheit nicht helfen kann. Zusätzlich zu den psychotherapeutischen Begleitungen und den Beratungen an seiner Arbeitsstelle nimmt Sven Neuroleptika in kleiner Dosierung ein. Sven hat einen liebevollen Zugang zu unseren beiden Katzen.

Dieses Fallbeispiel belegt, dass schwerwiegende psychische Beeinträchtigungen einer oft jahrelangen unterstützenden fachlichen Begleitung bedürfen. Die Tiere sind vertraute und sicherheitsspendende Begleiter in diesen Behandlungen.

4.2.2 Grundkonflikt der Bindung (depressiver Grundkonflikt): Entwicklungszeitraum vom 2. Halbjahr bis zum 2. Lebensjahr

Rudolf (2010 und 2015) bezieht diesen Grundkonflikt in seinen neusten Publikationen auf das Konzept der Bindungstheorie: Als Entwicklungsaufgabe gilt es, Sicherheit und Versorgung beim verlässlich verfügbaren Objekt zu finden, Stressreaktionen aufzufangen und sich dadurch liebenswert, emotional lebendig und körperlich wohlzufühlen. Als Folge von Zurückweisungen, Vernachlässigungen und/oder Grenzverletzungen bilden sich strukturelle Persönlichkeitsstörungen. Aufgrund der nicht erfüllten Bedürfnisse und Erfordernisse des Kleinkindes entwickeln sich ersatzweise brüchige Beziehungsformen aus. «Störungen der frühen Beziehung, speziell durch emotionale und physische Vernachlässigung, haben daher nicht nur negative Auswirkungen auf die Entwicklung der Bindung, sondern auch massive Folgen für die eingeschränkte Entwicklung struktureller Funktionen, die nur in einigermaßen tragfähigen frühen Beziehungen aufgebaut werden können.» (Rudolf, 2010, S. 30) Das beziehungsabhängige Gefüge der kognitiv-mentalen Operationen wird als *Strukturniveau* bezeichnet. Es wirkt sich in der Differenziertheit der *Mentalisierungs-* oder *Symbolisierungsfähigkeit* aus.

Die Verarbeitung der frühen Beziehungserfahrungen, die sich aus einem nicht oder unvollständig gelösten depressiven Grundkonflikt ergeben, führt im Umgang mit Mitmenschen sowie im eigenen Erleben zu **unstillbarer Sehnsucht** nach dem frühen wichtigen Objekt («*objektal*», d.h. eher als Person, oder «*medial-atmosphärisch*», d.h. eher als Substanz, Medium), das alles Gute, Lebendigkeit, Liebe, Sicherheit, Geborgenheit, Akzeptanz etc. uneingeschränkt und ohne «Gegenleistungen» zu geben bereit sein muss. Gleichzeitig soll dieses Gegenüber alles Negative an körperlicher Unlust, Erregung, Schmerz, Verzweiflung und Angst etc.

verlässlich auffangen, übernehmen und für das unreife Selbst beseitigen (Stressbewältigung). **Enttäuschungen am Objekt** bedeuten Trauer, Wut, Hass, Anklage, Vorwurf und Racheimpulse. Das fehlende Auffangen der körperlichen und seelischen Not verbunden mit Erregungszuständen führt zu **Verzweiflung des Selbst und Selbstzweifeln,** Gefühle der Nichtigkeit, der Leere und Kälte, der Unlebendigkeit, Unechtheit, Verlassenheit, Kränkung, Verzweiflung, Zurückweisung sowie der Zweifel am eigenen Wert (der Liebesfähigkeit, der eigenen Kompetenzen und Leistungen etc.).

Die nicht gelungenen Entwicklungsaufgaben dieses depressiven Grundkonfliktes führen neben den erwähnten strukturbedingten Einschränkungen zur Ausbildung von Persönlichkeitsstörungen (narzisstische Persönlichkeitsentwicklung bzw. Borderline-Störung). Allerdings zeigen viele Forschungsresultate, dass in der Regel zusätzlich massive Traumatisierungen mitverursachend sind (körperliche, emotionale und/oder sexuelle Grenzverletzungen, Misshandlungen, Vernachlässigungen und Verlusterfahrungen). Wie beim Individuations-Abhängigkeits-Konflikt sind sich die betroffenen Mitmenschen dieser Störungen und ihrer Folgezustände wenig bewusst. Diese lebensgeschichtlich frühen Belastungserfahrungen mit ihren Auswirkungen auf die Beziehungsgestaltung und Persönlichkeitsbildung sind vorwiegend formal, dialogisch (d.h. auf der Beziehungsebene) und nicht inhaltlich (d.h. introspektiv, z.B. durch Traumbilder, Erinnerungen oder rekonstruierte Erfahrungen) erlebbar. Für die Erinnerung verbal nicht verfügbar, werden sie handelnd agiert und körpernah gespürt. Als Körpererfahrungen sind sie im impliziten Gedächtnis gespeichert. Therapeutische Interventionen und Beziehungsangebote mit Tieren sind entsprechend dieser eingeschränkten Beziehungskompetenzen den affektiven Entwicklungsdefiziten anzupassen (Rudolf, 2010, S. 138/139). Die therapeutische Ausrichtung ist vor allem ich-unterstützend und strukturierend, aktiv helfend im Sinne des «therapeutischen Beelterns des Patienten». Im Unterschied zu menschlichen Beziehungen lösen aber die anwesenden Tiere kaum traumatische Beziehungserfahrungen aus. Vielmehr sind ihre Kommunikationsformen direkt und aktiv. Sie entsprechen damit eher einer «strukturbezogenen therapeutischen Haltung» (vgl. Kap. 5, Therapeutische Beziehung).

4.2.3 Grundkonflikt der Autonomie: Entwicklungszeitraum vom 2. bis zum 3. Lebensjahr

Als Entwicklungsaufgaben gilt es, unter den Voraussetzungen sicherer Objektbindungen unabhängig, nach eigenem Willen zu handeln und zu entscheiden, sich durchzusetzen, abzugrenzen, zu dominieren, Macht und Wille auszuüben sowie entsprechend eigener Interessen mit Funktionslust selbstbestimmend handeln zu können.

Die ungelöste Konfliktdynamik bezieht sich auf Unterwerfung versus Kontrolle sowie auf Schuldkonflikte. Schuld wird breitwillig auf sich genommen bis zur masochistischen Unterwerfung. Selbstvorwürfe herrschen vor, oder es fehlt jegliche Form von Schuldgefühlen mit Schuldzuweisungen an andere.

Unbewusste Ängste und Affekte zeigen sich zum einen als Einschränkung der Verfügbarkeit und Steuerung der eigenen Gedanken, Impulse und Gefühle und zum andern als Angst, die wohlwollende Zustimmung der Bezugspersonen (Objekte) zu verlieren: *Angst* vor der eigenen Impulsivität, *Wut* gegen die verbietenden Objekte und *Schuld* wegen eigener aggressiv-destruktiver Impulse.

4.2.4 Grundkonflikt der Identität: Entwicklungszeitraum vom 3. bis zum 6. Lebensjahr

Das Gelingen der Entwicklungsaufgaben ermöglicht dem Kind, eigene psychosexuelle und soziale Rollen zu finden. Das Kind kann authentisch leben und ist fähig, entsprechend variable Beziehungen zu mehreren Mitmenschen aufzubauen: Es sieht sich selber als Mitglied der Kindergeneration, steht zu den Eltern, Großeltern, Freunden u.a. in vielseitigen und unterschiedlichen Beziehungen. Das Kind findet zu einer eindeutigen psychosexuellen und sozialen Identität, worin es von den andern anerkannt wird. Die früher ausschließlich dyadischen Beziehungen werden gewandelt: Das Kind entwickelt zunehmend eine Gruppenfähigkeit mit eindeutig werdender Identität der eigenen Geschlechtsrolle und der sozialen Stellung. Von den Mitmenschen werden diese Rollen gesehen, anerkannt, bestätigt und gespiegelt. Ängste bezüglich fehlender Akzeptanz bzw. drohender Ablehnung führen zu Beschämung, Verwirrung, übertriebener Emotionalisierung und Sexualisierung. In tiefenpsychologischer Sprachregelung werden diese dynamisch widerstreitend wirkenden Kräfte als *ödipale* und als *Identitätskonflikte* bezeichnet. Beim ödipalen Konflikt können Erotik und Sexualität in Wahrnehmung, Kognition und Affekt fehlen, oder sie bestimmen alle Lebensbereiche, ohne dass Befriedigung gelingt.

Die Folgezustände mangelhaft oder nicht gelöster Entwicklungsaufgaben der Grundkonflikte 3 (Autonomie) und 4 (Identität) können im therapeutischen Setting verbal und symbolisch bearbeitet werden. Psychopathologisch wirken sie sich als «neurotische» Entwicklungsverläufe aus. Die strukturellen Defizite sind weniger ausgeprägt und beeinflussen nicht das Gefüge der gesamten Persönlichkeitsentwicklung. Diese Grundkonflikte können als Narrative erinnert und mentalisiert werden. Sie bilden die Grundlage der introspektiv-verbalen Behandlungsmöglichkeiten.

Abschließend weisen wir auf den für den therapeutischen Zugang wichtigen Unterschied von **unbewusster Konfliktdynamik** bei gutem Strukturniveau der

Persönlichkeit, **struktureller Störung** bei mäßigem, geringem oder desintegriertem Niveau (*Entwicklungsstörungen*) sowie **traumabezogenen Störungen** (*posttraumatischen Folgestörungen*) hin. Entsprechend sind bei den tiergestützten Interventionen diese diagnostischen Kriterien für das therapeutische Handeln zu berücksichtigen.

4.3 Bindungstheorie

4.3.1 Theoretischer Hintergrund

Die Bindungstheorie wurde von John Bowlby (1907–1990), Kinder- und Jugendpsychiater in London, begründet und von seiner Schülerin, der kanadischen Kinderpsychologin Marie Ainsworth (1913–1999) und ihrem Team weiterentwickelt. Bowlbys Forschungen (1975) beziehen sich auf die Verbindung von Verhaltensforschung, Entwicklungspsychologie und psychoanalytischen Theorien: Diese bestätigen, dass der Säugling im Laufe des ersten Lebensjahres auf der Grundlage eines biologisch angelegten Verhaltenssystems eine starke emotionale Bindung zu einer Hauptperson (meistens der Mutter oder Pflegeperson) entwickelt. Das Kind sucht in bedrohlichen Situationen (Angst, Schmerz, Bedrohung, Verlassenheit etc.) immer wieder die schutzgebende Bezugsperson auf. Dieses Bindungssystem, das sich im ersten Lebensjahr zu entwickeln beginnt, bleibt während des gesamten Lebens mehr oder weniger aktiv. So suchen auch Erwachsene in Gefahrensituationen Menschen auf, die sie als verlässlich und sicherheitsgebend erleben. Zentrale Themen von Bowlbys Forschungen sind die «inneren Arbeitsmodelle von Bindung», die sich in der frühen Kindheit im Zusammensein mit der Primärperson ausformen. Die Bindungstheorie beruht somit auf der Annahme, dass Menschen und Tiere ein angeborenes Bedürfnis haben, enge und von intensiven Gefühlen geprägte Beziehungen zu ihren Bezugspersonen aufzubauen. Die Bereitschaft dafür, dieses Bindungsverhalten zu zeigen, ist genetisch vorgeprägt und bei allen Menschen bzw. Säugetieren angelegt.

Die neurowissenschaftliche Forschung hat weitere grundlegende Erkenntnisse zur modernen Entwicklungspsychologie geliefert. Gebauer und Hüther weisen darauf hin, dass die Entwicklung des kindlichen Gehirns wesentlich davon beeinflusst wird, welche Bedingungen und Möglichkeiten das Kleinkind in seiner Umgebung vorfindet. Diese prägenden Erfahrungen wirken sich auf die Entwicklung des Gehirns aus. «Jedes Kind braucht ein möglichst breites Spektrum unterschiedlichster Herausforderungen, um die in seinem Gehirn angelegten Verschaltungen auszubauen, weiterzuentwickeln und zum Gefühl von Sicherheit und Geborgenheit, um neue Situationen und Erlebnisse nicht als Bedrohung, sondern als Herausforderung bewerten zu können. Beides gibt es nur in der intensiven

Beziehung zu andern Menschen, und es sind die frühen, in diesen Beziehungen gemachten und im kindlichen Hirn verankerten psychosozialen Erfahrungen, die seine weitere Entwicklung bestimmen und sein Fühlen, Denken und Handeln fortan lenken.» (Gebauer & Hüther, 2014, S. 15)

Die Mutter wird vom Kind als «sicherer Hafen» erlebt, von dem aus es seine Umwelt angstfrei erforschen und erkunden kann und neue Kontakte zu Bezugspersonen aufbaut. Fühlt sich das Kind durch neue oder unbekannte Erfahrungen bedroht bzw. überfordert, kann es zu seiner Mutter zurückkehren und erhält von ihr Sicherheit und Geborgenheit. Das Verhaltenssystem *Fürsorgeverhalten* der mütterlichen Person korrespondiert mit dem *Bindungsverhalten* des Kindes; diese beiden Verhaltenssysteme sind aufeinander bezogen und können sich gegenseitig fördern oder hemmen.

Werden die Sicherheits- und Bindungsbedürfnisse beim Kleinkind vom Fürsorgeverhalten der Mutter oder Pflegeperson unbefriedigt aufgenommen, missachtet oder nur in unzulänglicher Weise beantwortet, so führen diese Beeinträchtigungen beim Kind zu Enttäuschung, Angst und Wut. Wiederholte Abweisungen und Verlassenheitsgefühle formen sich zu einem **organisierten**, aber **sekundären** Bindungsstil aus.

Ainsworth und ihr Forscherteam untersuchten in Feldforschungen und experimentellen Studien das kindliche Bindungsmuster. Kinder im Alter von 11 bis 18 Monaten wurden in der «fremden Situation» beobachtet. Das Kleinkind wurde in einer Spiel- und Explorationssituation gezielt von seiner Bezugsperson getrennt. Dabei wurde erforscht, wie das Kind auf Trennung reagierte, ob es Trost und Schutz bei einer Ersatzperson suchte oder weiterspielte und explorierte. Die Kontaktaufnahme bei der Rückkehr der Mutter wurde speziell beachtet. Die verschiedenen Bindungsmodalitäten «sicher gebunden», «unsicher-vermeidend gebunden» und «unsicher-ambivalent» gebunden wurden aufgrund von Verhaltensbeobachtungen beschrieben. In der neuen Bindungsforschung wird neben diesen sogenannt organisierten Bindungsstilen die desorganisiert-chaotische Bindungsstörung erfasst: «In Abhängigkeit von der Qualität elterlicher Fürsorge entwickeln Kinder entweder ein sicheres (B), ein unsicher-vermeidendes (A), ein unsicher-ambivalentes (C) oder ein desorganisiertes Arbeitsmodell (D) von Bindung.» (Julius et al., 2014, S. 117) Unter Bindung werden die zentralen Funktionen verstanden, die Sicherheit/Schutz vermitteln, Trost/Unterstützung anbieten, Angst abbauen und mit Stressreduktion und Explorationsverhalten zusammenhängen.

Die desorganisiert-chaotische Bindungsstörung wurde um 1990 von Mary Main und Judith Salomon erkannt (vgl. Weinberg, 2013, S. 47). Diese Forscherinnen haben das Bindungs- und Explorationsverhalten von traumatisierten und misshandelten Kindern sowie deren Eltern untersucht. Dabei zeigte sich, dass es nicht möglich war, diese Kinder in die bisherigen Kategorien richtig einzuordnen.

Die Hälfte dieser Kinder wurde wegen ihrer äußerlichen Überangepasstheit als sicher-gebunden eingestuft. Unsere therapeutischen Erfahrungen mit traumatisierten Kindern und deren Bezugspersonen bestätigen, dass sich viele zu Beginn der Behandlung «überanpassen». Sie übernehmen vordergründig unser Beziehungsangebot und verhalten sich anlehnend-passiv. Erst im Verlaufe der therapeutischen Behandlung werden ihre wechselnden Bindungsmuster und eingeschränkten Beziehungsmöglichkeiten sichtbar: Diese zeigen sich insbesondere in belastenden, unvorhergesehenen und für sie nicht kontrollierbaren Situationen.

Fallbeispiel Gregor

Gregor, 9-jährig, lebte in einem Sonderschulheim. Im Verhalten passte er sich vordergründig an. Sobald er sich unbeachtet fühlte, hänselte und stichelte er seine Kollegen. In der Schule zeigte er Lern- und Leistungsprobleme. In seiner frühen Kindheit war Gregor von seinem suchtabhängigen Vater körperlich und emotional mehrfach misshandelt worden. Die Mutter war mit der Erziehung ihrer drei Söhne überfordert. Gregor war der jüngste Sohn und wurde von den gewalttätigen Ausbrüchen seiner Vaters massiv körperlich und seelisch verletzt. Die Mutter konnte den Knaben vor dem gewalttätigen Vater nicht schützen.

In der ersten Stunde erlebte ich den Knaben angepasst und liebevoll bezogen auf den Hund und die Katze. Er begrüßte sie und konnte auf die Lebensrechte der Tiere mit Empathie und Verständnis eingehen. Im Verlaufe der Therapie erzählte er mir von Gewalt zeigenden Videos, die ihn sehr faszinierten. In diesen Filmen wurden u.a. sadistische Boxkämpfe gezeigt. Mit verstohlener Freude berichtete er von den schrecklichen Szenen. Es machte ihm offensichtlich Spaß, zu sehen, wie brutal diese Kämpfe waren. Gegenüber unseren Tieren war er in meiner Anwesenheit vordergründig liebenswürdig und zugewandt. Vermutete er, dass ich ihn nicht beobachte, versuchte er grausam, sadistisch und unberechenbar mit ihnen umzugehen. Seine Affektivität konnte ohne ersichtlichen Grund wechseln. Gehorchte der Hund nicht unmittelbar seinen Anweisungen oder verweigerte die Katze das dargebotene Futter, wurde Gregor erregt, gespannt, hyperaktiv und aggressiv. Er äußerte sich gegenüber den Tieren entwertend und versuchte, sie mit aggressiver Stimme herumzukommandieren. Bei einem gemeinsamen therapeutischen Fußballspiel gelang es Gregor nicht, ein Tor zu schießen. Dies kränkte ihn sehr, und er reagierte wütend und gereizt. Er versuchte, die anwesende und das Spiel beobachtende Katze in den «Würgegriff» zu nehmen. Sie vermochte weder zu fliehen noch sich zu wehren (no flight, no fight). Sein Gesichtsausdruck wechselte zu einer starren und angespannten Mimik. Auffallend war sein extremer

Stimmungswechsel. Meine Aufgabe als Therapeutin war es, ihn im Zusammensein mit den Tieren vorausschauend zu beobachten und sofort zu stoppen, wenn seine sadistischen Impulse und Aggressionen sich in seiner Mimik zeigten. Brisch & Hellbrügge (2003) erwähnen, wie bei diesen sadistischen Inszenierungen mit den Tieren ein Rollenumtausch vom Opfer zum Täter stattfindet. «Dies kann dazu führen, dass ein Kind oder Jugendlicher in der Wiederholung des Erlebten mit dem geliebten Plüschtier oder auch dem realen Haustier spielt und aus dieser Situation heraus, in der es selbst eine Bindungs- und Fürsorgeperson für sein Haustier ist, anfängt, dieses zu schlagen, mit Rasierklingen zu verletzen, anzuzünden und nicht mehr nachvollziehbar zu quälen. Bindungssicherheit und sadistische Gewalt sind jetzt eng miteinander verbunden und stellen eine höchst pathologische Inszenierung von ‹Sicherheit› dar. Durch die sadistische Gewalt erlebt der Täter emotionale ‹Sicherheit›, indem er über den anderen bestimmt, ihn mittels Gewalt quälen und damit gefügig, berechenbar und verfügbar machen kann.» (Brisch & Hellbrügge, 2003, S. 113) In seiner Jugend war Gregor durch seinen alkoholabhängigen Vater sadistischer und ritualisierter Gewalt ausgeliefert. Er wurde körperlich schwer misshandelt und war den gewalttätigen Ausbrüchen seines Vaters hilflos ausgesetzt.
Im Umgang mit den Tieren drohten sich diese grausamen Szenen zu wiederholen: Gregor wollte mittels sadistisch-kontrollierender Gewalt die Tiere bestimmen, sie gefügig machen und für seine Bedürfnisse manipulieren. «Die Erfahrung, von einer Bezugsperson unter Androhung und Ritualisierung von Gewalt für diese verfügbar zu sein, wird mit umgekehrten Rollen mit dem Haustier reinszeniert.» (Brisch & Hellbrügge, 2003, S. 113) Mithilfe vielfacher gezielter Interventionen lernte Gregor, die Lebensrechte der Tiere zu respektieren und ihnen Autonomie zu gewähren. Wesentlich war, seine eigenen traumatischen Lebenserfahrungen therapeutisch zu verstehen. Seinen Schmerz über die eigene Hilflosigkeit sowie das Ausgeliefertsein in diesen traumatischen Situationen konnten wir gemeinsam reflektieren. In der Beziehung zu den Tieren konnte er ansatzweise verstehen, wie er aus der eigenen Opferrolle zur Täterrolle wechselte und ihnen das eigene erfahrene Leid zufügen wollte.

4.3.2 Konzept der Feinfühligkeit

Feinfühligkeit der primären Bezugsperson bedeutet, dass diese versucht, die Bedürfnisse, die Gefühle und das Erleben des Kindes zu erkennen, zu spiegeln und unterstützend zu beantworten. Sie geht empathisch auf die Befindlichkeiten des Kindes ein. Die Feinfühligkeit drückt sich in der fürsorglichen und einfühlenden Körpersprache der Mutter mit ihrem Säugling aus. «Während der Interaktion mit ihrem Säugling können sie etwa in der Ammensprache das mit ihrer Empathie wahrgenommene Fühlen und Handeln des Säuglings sowie seine Intentionen des Handelns mit Worten kommentieren.» (Brisch & Hellbrügge, 2003, S. 105) Ihre eigenen Gefühle und Bedürfnisse kann sie erkennen, unterscheiden und zum Wohle des Kindes zurückstellen. Die eigenen Erfahrungen als Kleinkind sind entscheidend für das Fürsorgeverhalten der primären Bezugsperson gegenüber ihrem Kind.

Unterstützung des Explorationsverhaltens: In der Ergänzung zur primären Bezugsperson, in der Regel der Mutter, die Sicherheit und Schutz vermittelt, ist es die Aufgabe des Vaters, dem Kind empathisch im Explorations- und Spielverhalten beizustehen. Entsprechende Unterstützungen verarbeitet das Bindungssystem als Sicherheit gebend. Das kindliche Neugierde- und Experimentierverhalten wird durch eine fürsorgliche Unterstützung des Vaters gefördert. «Eine frühe väterliche Spielfeinfühligkeit wirkte sich auch ebenenübergreifend positiv auf die Sicherheit der Bindungsrepräsentation, auf die Reifung des Freundschaftkonzepts und auf die Sicherheit beim Explorieren, also in neuartigen Situationen, aus.» (Großmann & Großmann, 2012, S. 565)

Dornes (2000) weist in seinen Ausführungen auf die kontrovers diskutierte Gewichtung zwischen der Feinfühligkeitshypothese und Temperamentseigenschaften in Bezug auf die Entwicklung des Bindungsverhaltens hin, dass «der Einfluss von Temperamentseinflüssen auf die Bindungsqualität ... von Bindungsforschern – nach anfänglichem Zögern – auch anerkannt wird. Er ist allerdings geringer als der Einfluss der mütterlichen Feinfühligkeit.» (Dornes, 2000, S. 55)

Isabella (1993; zit. nach Dornes, 2004) hat den zeitlichen Verlauf der mütterlichen Fürsorge im ersten Lebensjahr erforscht: «Frühe *starke* Zurückweisung, die dann nachlässt, führt zu Ambivalenz beim Kind; frühe *schwache*, die dann *zunimmt*, eher zu Vermeidung. ... Feinfühligkeit scheint also, zumindest bei Müttern unsicher gebundener Kinder, keine zeitstabile Eigenschaft während des ersten Lebensjahres zu sein.» (Dornes, 2004, S. 57) Bei sicher-gebundenen Kindern ist die Fürsorge und Feinfühligkeit der Mütter konstant und stabil.

4.3.3 Die Bindungsmodalitäten

Sicher-autonom/gebunden:
Reagiert die Bindungsperson zugewandt, einfühlend und vorhersagbar auf die Wünsche und Bedürfnisse des Kindes, erlebt es seine Umgebung sicher und schutzgebend. «Eine solche sichere Bindung ist auch eine optimale Voraussetzung für ein von der Neugier geleitetes Explorationsverhalten.» (Brisch & Hellbrügge, 2003, S. 106) Es entwickelt das Gefühl, die Umwelt ohne Ängste und Bedrohungen erkunden und erforschen zu dürfen. Das Kind ist an neuen Kontakten mit Men-

schen und Tieren interessiert. Es kann seine eigenen Gefühle, Bedürfnisse und Wünsche wahrnehmen und sie entsprechend ausdrücken.

Unsicher-distanziert/abweisend/vermeidend:
Reagiert die Bindungsperson vorhersehbar und für das Kind berechenbar, jedoch abweisend und uneinfühlsam auf die emotionalen Bedürfnisse des Kindes nach Zuwendung und Schutz, lernt das Kind, diese Wünsche abzuwehren. Diese Kinder reagieren bei der Trennung von ihrer Bindungsperson kaum mit Verlust- und Trennungsschmerz. Das Kind beginnt, seine Gefühle nach Nähe und Schutz zu verbergen und zu unterdrücken. «Vermeidung von Bindungsverhalten bedeutet eingeschränkte Flexibilität unter Stress. Das Kind kann seine Aufmerksamkeit nicht angemessen ändern, wenn sich die Umstände ändern, z.B. als Reaktion auf das Gehen und Kommen der Bindungsperson. Das Explorationsverhalten wird stets überbetont, auf Kosten des Bindungsverhaltens.» (Großmann & Großmann, 2012, S. 153) Das Kind wehrt seine Bedürfnisse nach Sicherheit, Trost und Schutz ab. Vielmehr richtet es seine Aufmerksamkeit auf Handlungsabläufe und Gegenstände. Großmann und Großmann (2012) weisen darauf hin, dass ihr Explorationsverhalten qualitativ eingeschränkt ist, Bindungswünsche nach Nähe und Körperkontakt sowie emotionale Zuwendung werden abgewehrt. «Auffallend bei vielen kleinen Kindern – später auch bei den älteren – ist ihre Fähigkeit, die Mutter nur dann anzuschauen, um zu sehen, ob sie bleibt, wenn diese anderswohin schaut. Sie wenden aber den Blick sofort ab, wenn die Mutter ihren Blick erwidern will. So vermeiden sie selbst den kommunikativen Blickkontakt.» (Großmann & Großmann, 2012, S. 153) Äußerlich wirken die Kinder bei Trennungsbelastungen ruhig, angepasst und selbstständig, innerlich sind sie stark erregt und verunsichert. Julius et al. (2014) weisen auf die verschiedenen Studien mit erhöhten Kortisolspiegeln als Ausdruck von Stressreaktionen bei unsicher gebundenen Kindern während der Trennungssituationen hin. Dabei zeigt sich, dass die unsicher-vermeidenden Kinder eine erhöhte Kortisolausschüttung aufweisen. (S. 141) Jaroschky und Petrowski (2008) beschreiben, «dass die Mütter auf die Bindungssignale ihrer Kinder häufig mit verdeckter Ablehnung und Zurückweisung reagieren. Dadurch ist nicht die Trennung, sondern eher die Nähe bedrohlich.» (Jaroschkiy & Patrowski, 2008; zit. nach Strauß, 2008, S. 56) Sie weisen auf den Zusammenhang von unsicher-vermeidenden Bindungsstrukturen als Hintergrund kontraphobischer Verhaltensmuster hin.

Unsicher-ambivalent/präokkupiert/verstrickt:
Reagiert die Bindungsperson vorwiegend inkonsistent und unachtsam auf die Wünsche und Bedürfnisse des Kindes, kann das Kind seine eigenen emotionalen Sehnsüchte nach Sicherheit und Schutz nicht richtig einordnen. Es bringt seine emotionale Bedürftigkeit übermäßig oder kaum zum Ausdruck. Das Kind kann

seine Aufmerksamkeit nicht auf das Erkunden und Explorieren der Umwelt richten, da es durch die widersprüchlichen Signale seiner Bindungsperson emotional verunsichert und verwirrt ist (verstricktes Bindungsmuster). Das Kind ist in einer neuen Umgebung vorwiegend auf seine Bindungsperson ausgerichtet. Es lebt in ständiger Angst und Anspannung, seine Mutter zu verlieren. Versucht die Mutter das Kind zu beruhigen, reagiert es mit unterschiedlichen Affekten: Es sucht durch Anklammern die Nähe zur Mutter, wendet sich gleichzeitig entweder trotzig-wütend ab oder zieht sich verzweifelt zurück. «Auch kleinere emotionale Verunsicherungen aktivieren das Bindungssystem dieser Kinder unangemessen stark, was auf Kosten des Explorationsverhaltens geht, auch wenn die Bindungsperson anwesend ist. Kleinkinder mit einem C-Muster (unsicher-ambivalent) suchen zwar intensiv die Nähe der Mutter, weisen sie aber gleichzeitig mit Ausdrücken von Ärger zurück.» (Großmann & Großmann, 2012, S. 154) Klinische Erfahrungen belegen, dass viele ambivalent-verstrickte Kinder unter Angststörungen, Schulphobien, Ein- und Durchschlafstörungen sowie Aufmerksamkeits- und Lernstörungen leiden. Sie beschäftigen sich mit Fragen, die sie nicht lösen können: Sie sind mit den Problemen, Ängsten und Konflikten ihrer Bindungsperson belastet und können sich nicht unbeschwert ihrer Mit- und Umwelt zuwenden.

Desorganisiert-(desorientiert-)chaotische Bindungsstörung:
Diese Bindungskategorie wurde von Main und Solomon 1990 publiziert: 10 % aller in der fremden Situation beobachteten Kinder konnten in keinen der organisierten Bindungsstile eingeordnet werden. Es traten widersprüchliche Verhaltensweisen auf. Diese zeigten Unterbrechungen der jeweiligen Verhaltensstrategien und Verhaltensorganisation (vgl. Großmann & Großmann, 2012, S. 156). Sie beschreiben «z. B. widersprüchliche Verhaltensweisen wie ängstliches Schwanken zwischen Erkunden und Nähesuchen oder vermeidendes Abwenden des Kopfes bei gleichzeitiger Annäherung, so dass dem Kind weder Vermeidung noch Trostsuchen gelingt» (S. 160). Im Verhalten zeigen diese Kinder Stereotypien, unkoordinierte, verlangsamte Bewegungen und/oder eine erstarrte («eingefrorene») Mimik und Gestik. Joraschky und Petrowski (2008) halten fest, dass Kinder, die von ihrer Bindungsperson vernachlässigt, misshandelt oder sexuell missbraucht worden sind, keine sichere Basis in der Mutter-Kind-Beziehung erleben. «Nicht die drohende Trennung, sondern die Anwesenheit der Bindungsperson stimuliert das desorganisierte Bindungsverhalten. Aus dem Dilemma, dass die notwendige Annäherung eine Angststeigerung provoziert, entsteht eine ausweglose Situation, die zu einem vorübergehenden Zusammenbruch der Bindungsverhaltensstrategie führen kann.» (Strauß, 2008, S. 56) Die Kinder verlieren das Vertrauen in ihre Umgebung. Sie reagieren depressiv, traurig oder wütend, impulsiv und aggressiv. Ihr Bindungsverhalten wirkt verwirrt und teilweise bizarr. Diese Kinder fallen in Gruppensituationen durch ihre aggressiven, grenzüberschreitenden und antisozialen

Verhaltensweisen auf. «Den unterschiedlichen Mustern der Bindungsstörung liegt eine schwerwiegende Fragmentierung bis Zerstörung des inneren Arbeitsmodells von Bindung zugrunde.» (Brisch & Hellbrügge, 2003, S. 108) Verluste, Traumata und sexuelle, körperliche und/oder emotionale Übergriffe führen zu dieser schwerwiegenden Bindungsstörung.

Brisch und Hellbrügge (2003, S. 113) verweisen auf die äußerst negativen Folgezustände traumatischer Erfahrungen, wenn das Trauma durch Bindungspersonen ausgeübt wird. Sie beschreiben, wie die Bindungssicherheit und die gesunde psychische Entwicklung dabei zerstört wird: Neben schweren emotionalen Entwicklungsstörungen sind auch die somatische und die kognitive Entwicklung der Kinder beeinträchtigt (Wachstumsretardierungen; Schulversagen, Pseudodebilität). Schwerwiegende psychopathologische Entwicklungen mit Bindungsstörungen und Persönlichkeitsstörungen (Borderline-Persönlichkeitsstörungen und narzisstischen Persönlichkeitsstörungen) im Jugend- und Erwachsenenalter sind die weiteren Folgen traumatischer Grenzverletzungen in der frühen Kindheit.

Als **sekundäre Bindungsstile** gelten der unsicher-vermeidende und unsicher-ambivalente Bindungsmodus. Diese Bindungsformen sind im Gegensatz zum chaotischen Bindungsverhalten in sich organisiert, d.h. aufgrund der immer wiederkehrenden Erfahrungen in sich stringent und vorhersehbar (vgl. Abschn. 4.3.1).

Julius (2009) untersuchte die Verteilung der Bindungsmuster in den allgemeinen Grundschulen in Deutschland. 60% der Kinder sind sicher gebunden, 20% unsicher-vermeidend, 8% unsicher-ambivalent, und 12% zeigen ein desorganisiertes Bindungsverhalten. Diese Befunde bestätigten sich in weiteren Untersuchungen.

4.3.4 Bindungsaspekte im Umgang mit Tieren

Sicher-autonom/gebunden:
Sicher gebundene Kinder begegnen den Tieren mit Empathie, Freude, Respekt und Wertschätzung. Die Kinder können flexibel auf die Bedürfnisse der Tiere eingehen. Sie sind neugierig, offen und entdeckungsfreudig gegenüber allem Neuen und Lebendigen. So können Tiere deren Entwicklung wesentlich positiv beeinflussen und ihre Empathiefähigkeit fördern. Sie vermitteln den Kindern bereits durch ihr Dasein Sicherheit, Geborgenheit und Akzeptanz. Die Tiere sind für sie oft verlässliche und verständnisvolle Lebenspartner und «Familienmitglieder».

Unsicher-distanziert/abweisend/vermeidend:
Diese Kinder reagieren auf Trennung von ihrer Bezugsperson mit wenig Widerstand und Protest. Auch deren Rückkehr wird kaum beachtet. Nahe Bindungen werden eher abgelehnt oder entwertet. Gegenüber den Tieren zeigen diese Kinder

in unserer psychotherapeutischen Praxis ähnliche Bindungsqualitäten: Sie möchten nicht, dass die Tiere ihnen zu nahe kommen, und lehnen körperliche und sinnliche Berührungen mit den Tieren eher ab. Oft rationalisieren sie ihre Ängste mit Vorstellungen über Reinlichkeit und Hygiene. Die Tiere können entwertet werden, da sie mit ihren lebendigen, spontanen Ausdrucksweisen verdeckte Gefühle von Angst, Wut oder Neid wecken. Erst beim therapeutischen Reflektieren und Ansprechen der abgewehrten Gefühle zeigen diese Kinder ihre blockierten und bedrohten Erlebensweisen. Ihre eigenen Erfahrungen mit Trennungen und Zurückweisungen in engen Beziehungen werden im Kontakt mit den Tieren aktualisiert. In wissenschaftlich-theoretischen Untersuchungen werden unsere Beobachtungen im nichttherapeutischen Rahmen zum jetzigen Zeitpunkt nur teilweise bestätigt (Unterbrechung des sogenannten Transmissionszyklus; Julius et al., 2014, S. 172).

Fallbeispiel Sabine

Sabine wurde mit 10 Jahren von den Eltern zur psychotherapeutischen Behandlung an mich überwiesen. Das Mädchen litt unter starken Angstzuständen, emotionaler Taubheit und depressiven Verstimmungen. Sabine äußerte das Gefühl, ihr Hals sei wie zugeschnürt. Es war für sie nicht mehr möglich, sich zu freuen und etwas Neues zu gestalten. Sabine war wie gefangen in sich selbst, und traurige Gedanken verfolgten sie. In der Schule traten vermehrt Leistungs- und Versagungsängste auf. Diese tief greifenden Verstimmungen wirkten sich auf ihre weitere Entwicklung aus: Ihre früheren guten Leistungen erbrachte sie nicht mehr. Das Mädchen litt unter kognitiven Lernblockaden, emotionaler Leere und Konzentrations- und Aufmerksamkeitsstörungen. Sabine äußerte das Gefühl, in der Klasse nicht mehr dazuzugehören. Sie verweigerte teilweise das Essen und litt unter Schlafstörungen. Sie hatte Angst, allein zu Hause zu bleiben, und litt unter Panikanfällen.

Zur Lebensgeschichte von Sabine: Beide Eltern waren in psychosozialen Berufen engagiert und erfolgreich. Vor der gewünschten Schwangerschaft von Sabine erlebte die Mutter eine Fehlgeburt. Die Mutter war schwanger mit Sabine, als ihr eigener Vater starb. Der ältere Bruder von Sabine ist altersgemäß entwickelt, sozial integriert und erfolgreich.

Im Vorschulalter wollte Sabine nicht mit andern Kindern spielen, zog sich ängstlich in ihre eigene Welt zurück. Sie beschäftige sich mit wiederkehrenden, starren Handlungsabläufen und war häufig wie abwesend. Die Eltern waren besorgt über den Entwicklungsverlauf von Sabine. Sie äußerten Ängste, die Entwicklung ihrer Tochter könnte stagnieren.

Während eines Jahres kam Sabine jede zweite Woche zur therapeutischen Behandlung. Zusätzlich fanden regelmäßig Elterngespräche statt.

Im Erstkontakt erlebte ich Sabine angepasst und darauf bedacht, möglichst alles richtig zu machen. Sie erzählte mir von ihren Ängsten und Verstimmungen, die sie innerlich blockierten und hemmten. Sie äußerte das Gefühl, mit ihrem Körper nicht verbunden zu sein und den Kontakt zu sich selbst verloren zu haben. Sabine nahm zögernd zu mir Kontakt auf. Gemäß ihren Äußerungen erlebte sie den therapeutischen Raum als schutz- und geborgenheitsspendend. Ihr Bindungsstil kann als unsicher-vermeidend-distanziert umschrieben werden.

Interessiert war das Mädchen an unserer Katze Tara. Sabine wurde von der Katze freudig begrüßt. Die Kontaktaufnahme des Tieres irritierte das ängstliche und schüchterne Kind. Es zog sich rasch zurück und distanzierte sich von dem Tier. Traurig erzählte das Mädchen, dass ihm diese lebendige und spontane Fähigkeit fehle. Im Zusammensein mit der Katze wurden seine starken Berührungs- und Kontaktängste sichtbar.

Die Wellensittiche, die mit ihrer spontanen Lebensfreude das Kind ansprachen, faszinierten Sabine. Sie kamen Sabine nicht zu nahe und lösten somit nicht ihre Kontakt- und Beziehungsängste aus. Wir unterhielten uns darüber, wie die Vögel den Käfig als sicheren, geschützten Ort erleben. Beim Freiflug sind sie neugierig. Sie möchten die Außenwelt kennenlernen. Sabine erzählte mir, wie sie selber unter ihren Blockaden litt. Gerne wollte sie wie die quirligen Wellensittiche die Welt erkunden und vermehrt emotional daran teilnehmen. Gemeinsam überlegten wir, was ihr helfen könnte, ihre Ängste zu verarbeiten. Wir versuchten, gute und hilfreiche innere Instanzen aufzubauen. Das Mädchen erzählte von einem Schutzengel, den sie zur nächsten Stunde mitbrachte. Er begleitete sie nun überall hin. Dieser Begleiter vermittelte ihr das Gefühl, nicht allein zu sein. Als positiven Satz dazu kam ihr in den Sinn: «Ich bin geschützt und behütet.»

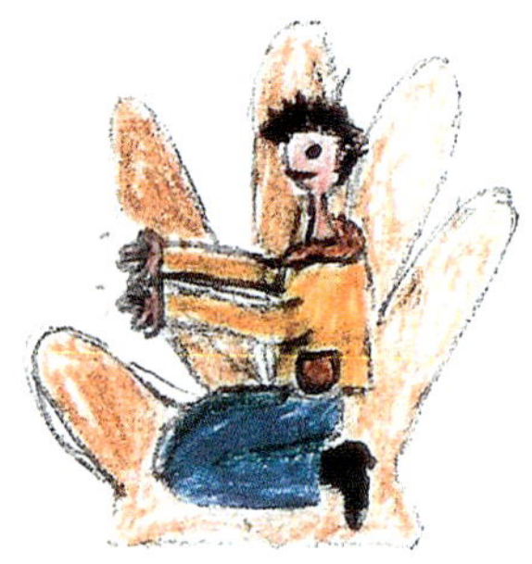

Abbildung 24:
Sabines Schutzengel

In diesem Zusammenhang verweisen wir auf unsere Ausführungen über die Übergangsobjekte im Sinne Winnicotts. Dieser Schutzengel half dem Kind, Entdeckungen in der Außenwelt zu tätigen. Das Kind erlebte das Objekt als zu ihm gehörig und stattete es mit eigenen Gefühlen aus. Zusätzlich verkörperte der Schutzengel auch gute, heile Seiten, die Sabine gerne selbst bei sich entwickeln wollte.
Mithilfe der Vorstellungskraft dachten wir uns einen Ort aus, an dem sich das Mädchen sicher und geborgen fühlen konnte (vgl. «sicherer Ort» nach Reddemann). Sabine visualisierte ihr Zimmer im elterlichen Ferienhaus und konnte in schwierigen Situationen diese Vorstellung aktualisieren. Hüther spricht in diesem Zusammenhang von der Macht der inneren Bilder. Mit unserer Imaginationskraft können wir diese positiv beeinflussen. Wir erschaffen uns dadurch mehr innere Sicherheit und Stabilität.
Bezeichnenderweise baute nun Sabine konkret Hütten und Nischen in ihrem eigenen Zimmer. Diese vermittelten ihr vermehrten Schutz und Halt.
Nach der Stabilisierungsphase konnte Sabine besser auf Situationen, die sie belasteten, eingehen. Die Prüfungsängste und die Leistungsblockaden konnten wir nun therapeutisch bearbeiten.

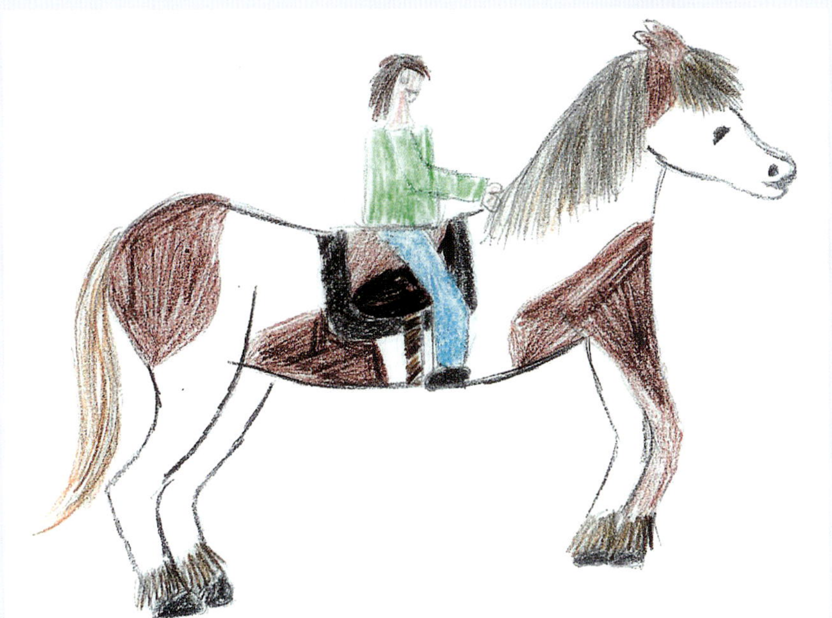

Abbildung 25: Sabine auf ihrem Lieblingspferd Luna

In der Therapie visualisierten wir eine «Fernbedienung» (Distanzierung von negativen Affekten), die ihr half, die Gefühle besser zu steuern und Distanz zu den belastenden Gefühlen zu erhalten. Auch zeichnete sie ihre Fernbedienung, die sie immer wieder an diese Übung erinnerte. Schreckensbilder verstauten wir imaginär in einem Tresor. Verschiedene Klopftechniken (vgl. Bohne et al., 2007) und EMDR (Eye Movement Desensitization and Reprocessing) halfen ihr, den Stress herunterzufahren und sich emotional und körperlich besser zu spüren. EMDR ist eine traumaspezifische Behandlungsmethode, die von Francine Shaprio zur Verarbeitung dysfunktional gespeicherter Erinnerungen entwickelt wurde. Belastende Situationen werden dabei fokussiert. Mit verschiedenen bilateralen Reizen wie Augenbewegungen, akustischen Signalen etc, werden diese Situationen desensibilisiert, d.h. das Kind bekommt mehr innere Distanz zu den belastenden Situationen (vgl. Hofmann, 2006). Ein positiver Satz hilft, die guten Energien zu verankern. Damit Sabine mehr Selbstwert aufbauen konnte, wählte sie den Satz: «Ich bin okay, so wie ich bin.»
Als hilfreiche Unterstützung, mit ihren Ängsten und Trennungen besser umgehen zu können, erwies sich der Familienhund. In seiner Anwesenheit fühlte sie sich weniger isoliert und einsam.
Als Ressource erzählte Sabine, dass sie gerne reite und ihr der Kontakt zu den Pferden viel bedeute. Sie zeichnete sich selbst auf ihrem Lieblingspferd. Symbolisch kann diese Darstellung als Ausdruck der eignen Selbstverantwortung und Steuerung des Lebens verstanden werden.

Unsicher-ambivalent/präokkupiert/verstrickt:
Unsicher-ambivalent gebundene Kinder zeigen in ihrem Verhalten wechselhafte Züge: Bei der Trennung von ihrer Bezugsperson sind sie sehr verzweifelt, ängstlich und/oder wütend. Bei der Rückkehr zeigen sie aggressive und/oder klammernde Verhaltensweisen, um ihre Trennungsängste zu verbergen. Ähnlich zwiespältige Bindungsqualitäten entwickeln diese Kinder auch gegenüber den Tieren: Sie können Tiere kaum als eigenständige Lebewesen respektieren, sondern möchten sie je nach ihren eigenen Bedürfnissen und Befinden manipulieren und kontrollieren. Ihre Sehnsucht nach Nähe kann die Tiere «erdrücken» und gefährden.

Fallbeispiel Durhat

Durhat war der jüngste Sohn von drei Kindern einer sozial gut integrierten Kurdenfamilie. Sein schulisches Versagen sowie Erziehungs- und Verhaltensschwierigkeiten waren Anlass der Zuweisung. Bereits in den ersten Kontaktaufnahmen mit dem 10-jährigen Drittklässler und seiner Mutter beeindruckte ein außergewöhnliches Mutter-Kind-Beziehungsverhalten: Obgleich mir zugewandt, wirkte der unruhige, hektisch-angetriebene Knabe kleinkindlich und abhängig von seiner Mutter. Er plapperte unaufhörlich über sich, seine Kollegen, die Familie. Er widersprach jeder Äußerung seiner Mutter, die er mit Blicken zu kontrollieren versuchte, aufs Heftigste. Sein Redeschwall war kaum zu unterbrechen, und es war für mich auch zu Beginn der folgenden Behandlungsstunden schwierig, mit Sohn und Mutter gemeinsam ein Gespräch zu führen. Es war dem Knaben nicht möglich, vereinbarte Absprachen einzuhalten, da er sie gar nicht richtig verstanden hatte oder sich nicht mehr daran erinnern konnte. Durhat vermochte mit 10 Jahren verbal nicht zwischen eigenen Fantasiewelten und gemeinsam geteilter Wirklichkeit zu unterscheiden. Er war in seiner Entwicklung nach wie vor emotional und sozial stark retardiert. So lebte er wie in einer eigenen Welt. Testpsychologische Abklärungen ergaben, dass Durhat unter den charakteristischen Schwierigkeiten eines ADHD-Syndroms leidet. Objektivierbare Teilleistungsstörungen und traumatische frühkindliche Erlebnisse (schwieriger Geburtsverlauf mit Sectio, Migrationshintergrund) waren mitverantwortlich für die Leistungsschwierigkeiten und Verhaltensstörungen. Durhat zeigte in seinem Kontaktverhalten einen ambivalenten Bindungsstil: Er suchte die Nähe und Zuwendung zu seinen Bezugspersonen, die Eltern und die Lehrerin, von denen er sich aber gleichzeitig abwandte und deren Hilfestellungen er abwies.

Der therapeutische Zugang zu Durhat war handlungsorientiert: Bewegungsspiele, Sport und jegliche Körperaktivitäten ermöglichten dem Knaben, sich selber zu spüren und einen realistischeren Bezug zur Wirklichkeit aufzubauen. Handelnd wirkte er integrierter und spürbarer. Seine sprachlichen Äußerungen kommentierten realitätsnah seine Handlungsabläufe.

Durhat war ein begeisterter Hundekenner, der viel über deren Verhaltensrepertoire wusste: Er interessierte sich für unseren Lupo, und beim gemeinsamen Spazierengehen wirkte er gelöst, fröhlich und auf das Tier bezogen. Er wollte ihm körperlich nahe sein, ihn umarmen, wich jedoch sofort aus, wenn der Hund eigene und spontane Lebensäußerungen zeigte. Diese konnte er nicht einordnen und nicht auf sie eingehen. Die freifliegenden Wellensittiche in einem separaten Raum wollte er streicheln und einfangen. Wie beim Hundespaziergang benötigte Durhat klar strukturierende therapeutische Unter-

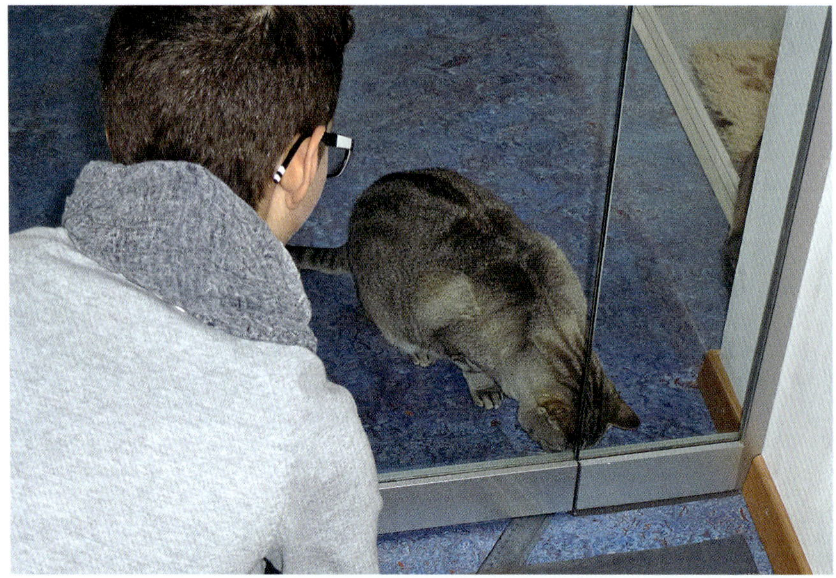

Abbildung 26: Kontaktaufnahme mit Pandora

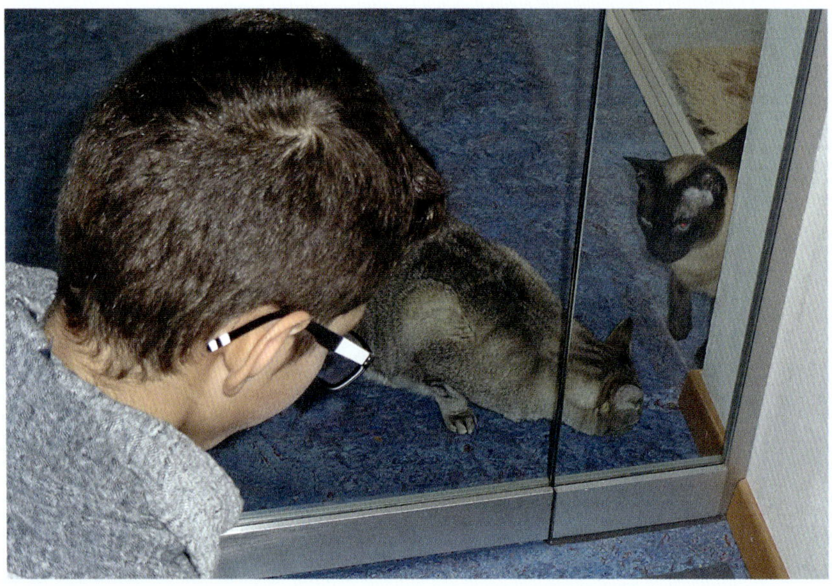

Abbildung 27: Vorbereitung zur Fütterung

stützungen, die halfen, ihn und die Tiere zu schützen. Der Versuch, sein Verhalten und Erleben mit den Tieren zu reflektieren, gelang nur bruchstückweise. Seine Zuneigung zum Hund sowie zu den Wellensittichen und den Kaninchen kontrastierte zu den Ängsten gegenüber unseren beiden Siam-Thai-Katzen. Diese durften sich nicht im Behandlungszimmer aufhalten, und phobisch mied er lange jegliche Kontaktaufnahme. Bedeutsam ist, dass seine Mutter unter einer ausgeprägten Hundephobie litt, jedoch Katzen abgöttisch liebte ... Die Abbildungen zeigen, wie Durhat als 12½-Jähriger hin- und hergerissen war von Ängsten und Faszination. Er wollte mit den Katzen eine Beziehung aufnehmen. Unter dem Spalt der schützenden Glastür schob er mittels eines Plexiglasstabes den Tieren Leckerbissen zu. Wollte Pandora diese fressen, versuchte Durhat sie wegzuschieben, immer ängstlich darauf bedacht, dass keines der Tiere ihn bedrohen konnte, falls er die Glastür einen Spalt dazu öffnen musste. Im Umgang mit den Katzen zeigte Durhat sein Kontakt- und Beziehungsverhalten: Er fühlte sich von den Katzen angezogen und versuchte, Kontakt mit ihnen aufzunehmen. Er wollte die beiden Katzen kontrollieren, manipulieren und provozieren. Zeigten diese eigene Regungen und Bedürfnisse, wich er zurück, begann zu schimpfen und fühlte sich offensichtlich erregt und gespannt.

Desorganisiert-(desorientiert-)chaotische Bindungsstörung:
Das unberechenbare Fürsorgeverhalten mit gleichzeitiger Annäherung und Verweigerung der Beziehungsangebote durch die Mutter führen zu Verwirrungen und Benommenheiten: Die Kinder wirken manchmal wie «abwesend», erstarrt, wie im Halbschlaf oder in Trance (dissoziative Zustände). Es können ganz widersprüchliche Verhaltensweisen auftreten, rasche Erregungs- und Panikzustände, teilweise auch stereotype Ausdrucksformen der Mimik und Gestik. In Gruppensituationen versuchen diese Kinder, die Beziehung zu ihren Mitschülern zu dominieren und zu beherrschen. Sie verhalten sich entweder feindselig-bestrafend oder tröstend-fürsorglich, beides stets in kontrollierender Absicht. Die Defizite im Beziehungs-, Sozial- und Kontaktverhalten erschweren oder verunmöglichen die Integration in einer Schulklasse. Die Beziehungsnöte und Ängste drängen diese Kinder in eine Außenseiterposition, womit ihre Problematik zusätzlich verstärkt wird (Mobbing-Opfer).

Im Umgang mit den Tieren zeigen sie im therapeutischen Setting ähnliche Beziehungsmuster: Sie möchten die Tiere beherrschen und können eigene Lebensäußerungen des Gegenüber kaum ertragen. Auf kleinste Kränkungen reagieren sie mit Verlust ihrer Kontrolle und zeigen stressbedingt unvorhersehbare Verhaltensweisen. Als warnende Vorboten treten dabei öfters laute und inadäquate Äußerungen sowie stereotype Bewegungen mit Erstarrungen auf. Insbesondere gefährden sie sich und die Tiere in der Täter-Opfer-Umkehr. Die betroffenen Kinder übertragen ihre eigenen früheren traumatischen Erfahrungen des Ausgeliefertseins und der Hilflosigkeit auf die Tiere. Was sie an ihren unberechenbaren Bindungspersonen erlebt haben, agieren sie im Umgang mit den Tieren aus. Unsere Beobachtungen weisen darauf hin, dass diese Kinder oft im Umgang mit Tieren stärker regredieren als sicher gebundene Kinder. Sie sind ihren aktivierten Bindungstraumata hilflos ausgeliefert. Es ist unsere erzieherische Verantwortung, die Tiere vor möglichen gewaltsamen Übergriffen zu schützen. Therapeutisch werden die drohenden Bindungsverluste der Kinder im Umgang mit den Tieren reflektiert und aufgenommen. Wir helfen ihnen, eine auf Einfühlung und Gegenseitigkeit beruhende Beziehung aufzubauen (vgl. Fallbeispiel Gregor).

Fallbeispiel Tanja

Tanja wurde als 10-jähriges Mädchen von ihrer Pflegefamilie zur psychotherapeutischen Behandlung überwiesen. Tanja fiel durch kleinkindliches, regressives Verhalten auf und wechselte bei der kleinsten Frustration jeweils ihre Bezugspersonen. Sie zeigte einen emotionalen, sozialen und kognitiven Entwicklungsrückstand. Ihr Bindungsstil war chaotisch-desorganisiert. Sie hatte Mühe, Grenzen ihres Gegenübers zu akzeptieren. Kleinste Kränkungen beantwortete sie mit Kontaktabbruch oder zwanghaftem körperlichem Anklammern mit Affekt- und Impulsdurchbrüchen. In ihren dissoziativen Zuständen zeigte sie perseverative, stereotype Verhaltensweisen, die bizarr und nicht einfühlbar erschienen. Tanja konnte die Ausdrucksweisen und angebotenen Hilfestellungen ihrer Mitmenschen kaum wahrnehmen und nutzen. Diese Erlebens- und Verhaltensweisen spiegelten ihre schweren traumatischen Erlebnisse in ihrer frühen Lebensgeschichte wider.

Das Mädchen hatte mit drei Jahren seine Mutter verloren, sie war an den Folgen einer langjährigen Suchtproblematik verstorben. Zum wesentlich älteren Vater, der früher ebenfalls unter Alkoholproblemen gelitten hatte, hatte Tanja eine wenig stabile Beziehung. Sie lebte in mehreren Pflegefamilien und besuchte die Primar- und Oberstufe in einem heilpädagogischen Internat. In einer der Pflegefamilien wurde sie von einem «Onkel» sexuell und emotional missbraucht.

Im Kontakt mit den Tieren war Tanja distanzlos und fordernd. Sie erlebte die Tiere als Teile ihrer selbst (Selbstobjekte) und war mit ihnen verschmolzen. Sie erlebte sich als eins mit ihnen und versuchte, sie zu manipulieren. Es fiel ihr schwer, zu akzeptieren, dass die Katze Tara ein autonomes Lebewesen war. In mehreren therapeutischen Sitzungen übten wir im Kontakt mit der Katze

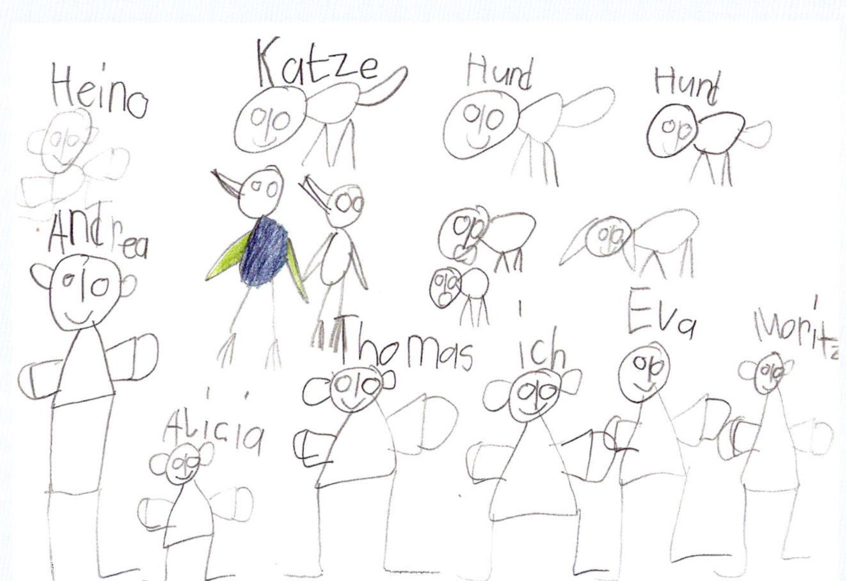

Abbildung 28: Familienzeichnung: Neben dem erkennbaren Entwicklungsrückstand thematisiert die 10-Jährige ihre wechselnden Bezugspersonen und ihre Orientierungslosigkeit. Die dargestellten Personen stehen beziehungslos nebeneinander, jegliche Ausstattung und Identität fehlen. Die Tiere ohne eigene Namen wirken ungestaltet und nicht dazugehörig.

das Nähe- und Distanzverhalten. Gemeinsam beachteten wir die körperlichen Signale der Katze und versuchten, auf ihre analoge Körpersprache einzugehen. Beim wiederholten Besprechen von Videosequenzen konnte Tanja lernen, die Ausdrucksweisen des Tieres zu verstehen, ihre Bedürfnisse zu respektieren und die eigenen Interventionen zu reflektieren. Sie konnte ihre eigenen körperlichen und sensorischen Wahrnehmungen teilweise spüren und das Tier eher als Gegenüber erleben. Die vielen therapeutischen Interventionen im Tierkontakt unterstützten sie in ihrem Verhalten gegenüber ihren Mitmenschen. Tanja lernte, die affektiven Signale ihrer Bezugspersonen zu beachten und zu verstehen sowie Nähe und Distanz besser einzuhalten.

Das Pflegeverhalten der Katze faszinierte die junge Frau. Therapeutisch war es möglich, auf ihre eigene Selbstfürsorge einzugehen und Strategien zu entwickeln, was ihr im Alltag gut tun und sie stärken könnte. Das in sich ruhende Kätzchen als Vorbild von Entspannung und Gelassenheit thematisierte ich ebenfalls. Selbst war Tanja häufig gespannt-erregt und unruhig. Vorbildhaft

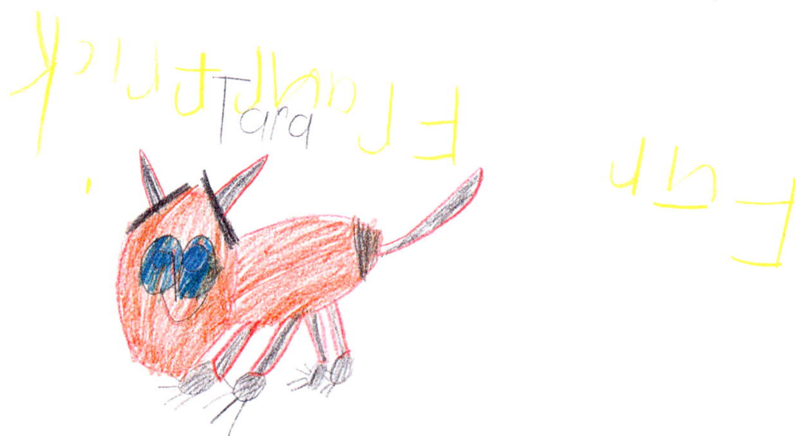

Abbildung 29: Am Schluss der Stunde zeichnete das Mädchen Tara und nahm die Zeichnung als Erinnerungsstück mit nach Hause.

lernte Tanja, ihre Impulse und Erregungszustände zu erkennen und sich beim Streicheln der Katze zu beruhigen. Zusätzliche psychotraumatologisch orientierte Interventionen halfen ihr, mehr Stabilität zu entwickeln. In der jahrelangen bindungsorientierten Psychotherapie konnte sie den schmerzhaften Verlust ihrer Mutter anerkennen. Verschiedene Fotos aus dem Familienalbum halfen uns, den Abschied und den Verlust zu betrauern. Der Tod unserer Therapiekatze Tara trafen die damals 19-jährige Frau sehr: Erneut wurde sie an ihre eigenen Beziehungsabbrüche erinnert. Gemeinsam erinnerten wir uns an verschiedene Erlebnisse mit Tara und praktizierten mehrfach Trauerrituale. Die Katze war Teil des therapeutischen Settings geworden und fehlte ihr nun sehr. Tanja interessierte sich erst viel später – nach verschiedenen Abschiedsritualen – für die beiden jungen Katzen Pandora und Kleopatra.

Fallbeispiel Jerom

Jerom, 16½ Jahre alt, war seit der Unterstufe Schüler der Sprachheilschule. Mit Verständnis und liebevoll bemühten sich seine Eltern um ihren Sohn. Ich betreute Jerom seit vier Jahren: Als Kind wurde er wegen einer schweren Sprachentwicklungsstörung und Entwicklungsrückständen in emotionalen, sozialen und kognitiven Bereichen mehrfach abgeklärt. Diagnostisch bestätigten seine gestörten Funktionsfähigkeiten der sozialen Interaktion, der

Kommunikation und des eingeschränkten repetitiven Verhaltens einen frühkindlichen Autismus (Autismusspektrumsstörung).

Wie gewohnt mit denselben voraussagbaren, repetitiven Handlungsabläufen erschien Jerom nach der langen Sommerpause: Er klingelte, öffnete die Haustüre, entledigte sich seiner Turnschuhe und Jacke, um sich als Begrüßung gleich für seine kurze Verspätung zu entschuldigen. Auf seine Entschuldigungen konnte ich nicht eingehen, weil Jerom die mitgebrachte Gratiszeitung heftig in der Luft herumschwenkte und mich – wie aus früheren Begrüßungen vertraut – mit dem neuesten Sportresultat überfiel. Es war ein Resultat der Fußballrunde am Vortag. «Lugano hat gewonnen! ... 2:0 gewonnen!» Noch hatten wir uns nicht die Hände gereicht und das über Monate eingeübte Sich-gegenseitig-ins-Gesicht-Sehen versucht, als Jerom energisch wiederholte, dass Lugano gewonnen hatte. Wesentlicher als die Orientierung an meinem mimischen Ausdruck und den körpersprachlichen Signalen war es für Jerom, mir die ihm wichtige Botschaft dieses Sieges seiner Mannschaft mehrfach mitzuteilen. Dies versetzte mich – wie so oft anlässlich früherer Therapiestunden – in eine schwierige Situation: Zufällig war mir bekannt, dass seine Lieblingsmannschaft am Vortag nicht gewonnen, sondern verloren hatte. Um die für Jerom eingeschränkte soziale Interaktion und Kommunikation nicht gleich zu belasten oder zu gefährden, überging ich seine subjektive Wahrnehmung und Realitätsverkennung. Wir schüttelten uns endlich die Hände. «Lugano hat gewonnen! ... 2:0 gewonnen!» Aus früheren Erfahrungen war mir bewusst, wie leicht eine Fortführung der Therapiestunde mit Jerom beeinträchtigt werden konnte, wenn ich aus meiner eigenen Realitätskenntnis heraus urteilen und ihn korrigieren würde. Auch wenn «Lugano» 1:6 verloren hatte: Noch freuten wir uns während der Begrüßung am vermeintlichen Sieg. Im Verlaufe der Stunde studierten wir gemeinsam die mitgebrachte Zeitung, und Jerom konnte selber die Resultate überprüfen und korrigieren.

Für Jerom hatte ich unseren einjährigen Junghund «vorbereitet», d.h. ein handlungsorientiertes Programm zusammengestellt. Lupo wartete freudig hinter der Glastür. Ich lud Jerom zur Kontaktaufnahme mit dem Tier ein. Wie schon öfters war der Jugendliche «anders programmiert», und er überhörte mein Angebot. Auch das freudige Bellen von Lupo und mein nochmaliger Vorschlag zu Kontaktaufnahme und Spiel halfen nicht. Vielmehr steuerte Jerom das Spielzimmer an und orientierte sich, von mir abgewandt, am Stapel der Regelspiele. Beim Heraussuchen seines gewünschten Spieles fielen verschiedene Schachteln wegen seiner Ungeschicklichkeit zu Boden, und der Inhalt fiel heraus. Da wir uns mehrere Wochen nicht mehr gesehen hatten, ersuchte ich Jerom, vor Beginn des Spielens von seinen Ferienerlebnissen zu erzählen.

Die Mitteilungen waren nicht sehr ausführlich, ich vernahm, dass seine Familie mit dem Wohnmobil verreist war. Meine Rückfragen bezüglich Details beantwortete Jerom kurz mit erstmaligem Blickkontakt: «in Österreich». Seine Aussprache war schwer verständlich, er sprach unmelodiös, in kurzen Sätzen, langsamem Tempo und in einer eigenartigen Mischung von Hoch- und Schweizerdeutsch. Er zeigte mir im Atlas den Aufenthaltsort, heißes Wetter habe das gemeinsame Leben erschwert, und das Wandern habe ihm nicht gefallen.
Jerom setzte sich an «Ökolopoly», ein kybernetisches Umweltspiel von Fredric Vester (O. Maier Verlag, Ravensburg, 1983). Er hatte es bereits mehrfach für sich durchgespielt und die aufgezeigten, komplexen Zusammenhänge verstanden: Über die sachlichen Themen des Umweltschutzes konnten wir uns eingehend unterhalten, und seine Aussprache wurde wesentlich deutlicher als beim Berichten über seine Ferienzeit. Das Spielgeschehen konnte Jerom für sich allein kontrollieren, und ich war beteiligter Zuschauer, der kommentierend seine korrekten Entscheidungen lobend hervorhob, einige Einwände vorbrachte und das Geschehen mit Interesse unterstützte. Nach einer gelungenen Regierungszeit von 10 Jahren in «Ökolopoly» mit vielem Zahlenjonglieren wollte Jerom zu einem gemeinsamen Würfelspiel wechseln. Meinen erneuten Hinweis auf das Zusammensein und Wiedersehen mit Lupo wurde von Jerom wie zuvor abgewiesen. Das Würfelglück im «Yatzy» begünstigte ihn. Wir freuten uns gemeinsam über seinen hohen Gewinn. Wiederum waren Zahlen in ihren Bedeutungen und Kombinationen für Jerom faszinierend. Gerne wollte er nochmals zu einer weiteren Runde ansetzen. Wir vereinbarten, dies auf die nächste Therapiestunde zu verschieben.
Wie am Ende jeder Therapiestunde verlangte Jerom einen Kontrollgang zu unseren Tieren: Zuerst die beiden Katzen, die Kaninchen, die Meerschweinchen, die Vögel etc. Mehrfach regte ich Jerom zur taktilen Kontaktaufnahme, zum Streicheln oder zum Füttern der Tiere an. Mit Interesse beobachtete er einige Minuten die Tiere, ohne allerdings auf deren Befindlichkeiten einzugehen. Meine Ausführungen zu den Tieren über ihr Befinden, Verhalten und ihre Lebensmöglichkeiten hörte sich Jerom an, ging aber kaum auf Anregungen ein. Aus meinem Erleben interpretierte ich diesen Abschiedsgang am Ende der Therapiestunde vielmehr als prüfende Kontrolle, ob sie alle zahlenmäßig vollständig vorhanden waren. Der Tod unseres Kaninchens Momo vor wenigen Tagen schien Jerom kaum zu berühren. Auch als ich ihm erzählte, wie die zurückgebliebene Pitschi um ihren Freund Momo trauerte und die Nahrungsaufnahme verweigerte, reagierte der Jugendliche emotional nicht. Das neu zu uns gekommene Kaninchen Mutz interessierte ihn wenig. Er wandte sich vor

der Verabschiedung im Garten den Meerschweinchen zu, um sie zu zählen. Als eines dieser Tiere vor Monaten gestorben war und darum fehlte, war Jerom in deutlich sichtbare Erregung geraten: nicht über den Verlust des Tieres, sondern weil es, wie er bemerkte, «doch vier Meerschweinchen sein müssen». Wie in früheren Therapiestunden war es mir auch heute nicht gelungen, Jerom zu einer emotionalen Kontaktaufnahme mit den Tieren zu bewegen. Einmal ließ er sich dazu bringen, die beiden Katzen im Körbchen kurz, aber emotional kaum beteiligt zu streicheln und unseren Hund Odin zu füttern. Der Zugang zu einem gefühlsmäßigen, ganzheitlichen Erleben blieb Jerom aber mehrheitlich verschlossen. Der Jugendliche vermochte die Tiere nicht affektiv wahrzunehmen. Vielmehr beschäftigten ihn Zahlenkonstrukte und zwanghaftes Kontrollieren im Zusammensein mit den Tieren. Jerom erlebte die Tiere nicht als Individuen mit eigenen Namen und als lebendige Gegenüber.

4.4 Traumazentrierte Psychotherapie

Von Interesse für die tiergestützten Interventionen sind die Beobachtungen und Behandlungsverläufe von traumatisierten Menschen. Insbesondere verweisen wir auf die Beobachtungen und Erkenntnisse von Peter A. Levine. Sein Behandlungsansatz bezieht sich auf die stammesgeschichtlich gemeinsamen psycho-physischen Reaktionsweisen von Tieren und Menschen auf traumatische Ereignisse. Levine beschreibt in seinen Publikationen zur Traumaheilung, wie Wildtiere auf lebensbedrohliche Gefährdungen reagieren, wenn sie weder fliehen noch kämpfen können. «Wenn es unmöglich ist, zu kämpfen oder zu fliehen, kontrahiert der Organismus instinktiv und greift zu seiner letzten Möglichkeit, der Erstarrung. Während dieses Sichzusammenziehens wird die Energie, die durch den Kampf oder durch die Flucht verbraucht worden wäre, komprimiert und im Nervensystem gebunden. In dieser emotionalen Regung, in der oft Angstgefühle überwiegen, verwandelt sich nun eine fehlgeschlagene Kampfreaktion in Wut, und eine missglückte Fluchtreaktion weicht einem Gefühle der Hilflosigkeit.» (Levine, 1997, S. 106) Diese Erstarrung entspricht im Tierreich dem Überlebensmechanismus des Totstellreflexes, der sich nach dem Überleben der Gefahrensituation auflöst. Die Tiere entladen diese Energien mit motorischen Aktivitäten, wie Zittern, Schütteln und Atmen, um ihr Gleichgewicht wiederzuerlangen. Den Menschen fehlt die Fähigkeit, nach einem Trauma die Folgen der Bedrohung abzuschütteln. Die Energien werden in der Erstarrung eingefroren (freeze). In der therapeutischen Behandlung werden diese blockierten Energien aufgelöst. «Wenn es uns gelingt, durch den ‹Felt Sense›-Zugang zu unseren Körpererinnerungen zu finden, können wir mit der Entladung jener instinkiven Überlebensenergie beginnen, die wir zum Zeitpunkt eines bestimmten Ereignisses nicht einsetzen konnten.» (Levine, 2007, S. 39) Dabei geht es um das Gewahrsein des ganzheitlichen inneren Empfindens.

Die Tiere helfen uns in den therapeutischen Behandlungen, den Klienten die verschiedenen Reaktionsweisen, die sie an sich selbst kennen, verständlich zu erklären. Zusätzlich ergeben sich Möglichkeiten des körperlichen Kontaktes zum Tier, um zum eigenen ganzheitlichen inneren Erleben zu finden.

Fallbeispiel Astrid

Die 16-jährige Jugendliche meldete sich in meiner Praxis, weil sie bei einem Klassenbesuch eines Tierheimes von einem Hund angefallen und schwer gebissen worden war. Bei der Vorführung von verschiedenen Hunden hatte der Betreuer die Kontrolle über einen Hund verloren. Astrid stand am Rand der Schülergruppe. Sie wurde von dem Hund mehrmals aggressiv attackiert. Dieses traumatische Erlebnis hatte eine notfallmäßige Hospitalisation zur Folge. Die Jugendliche wurde am Oberschenkel und an der Hüfte durch die Bisse schwer verletzt. Die ganze Schulklasse war nach diesem Vorfall schockiert und sekundär traumatisiert.

Anamnese:

Astrid wuchs mit zwei Geschwistern in einer stabilen Familiensituation auf. Sie besuchte das Gymnasium, war eine gute Schülerin und in der Klasse sozial integriert. Nach dem Maturaabschluss wollte Astrid gerne Psychologie und Soziologie studieren. Ihre Kindheit schilderte Astrid als geborgen und stabil. Astrid erinnerte sich an keine Erlebnisse, die sie schwerwiegend verunsichert und/oder traumatisiert hätten. Es fanden keine körperlichen Grenzverletzungen statt. Außer dem Spitalaufenthalt nach dem Hundebiss wurde Astrid nie hospitalisiert.

Diagnostische Einschätzung:

Seit dem traumatischen Ereignis, das vor sieben Wochen geschehen war, litt Astrid unter folgenden Symptomen: Ein- und Durchschlafstörungen, intrusive Gefühlsüberflutungen, die vor allem in der Nacht auftraten. Zusätzlich klagte Astrid über Albträume, Unruhe und Flashbacks, die im Zusammenhang mit dem Erlebnis im Tierheim standen. Diese Träume raubten ihr den Schlaf. Astrid erwachte jeweils völlig erschöpft und schweißgebadet. Ihre Energien waren blockiert und gehemmt.

Nach dem traumatischen Erlebnis trat bei Astrid eine ausgeprägte Hundephobie auf: Bereits die Fotografie eines Hundes erlebte Astrid als Auslöser ihrer stressbedingten Reaktionen: Starke Ängste und intrusive Gefühle über-

fluteten die Jugendliche, begleitet von vegetativen Symptomen wie Herzrasen und Kopfschmerzen. Es gelang ihr auch nicht, die einzelnen Hunderassen nach ihrem Wesen differenziert zu betrachten. Begegnete Astrid im Freien einem Hund, lösten diese Situationen bei ihr Erstarrung aus, begleitet mit starken Ängsten von Panik, Hilflosigkeit und Ohnmacht, weder fliehen noch kämpfen zu können.
Während des Tages gelang es der Jugendlichen, sich von dem Ereignis zu distanzieren und die Gedanken, die sie daran erinnerten, möglichst zu vermeiden. Teilweise spürte sie, wie sie sich von ihren Kolleginnen distanzierte, und sie litt unter Entfremdungsgefühlen. Auch ihre Körperwahrnehmungen waren durch die Verletzungen stark eingeschränkt. Sie fühlte sich energetisch blockiert und antriebslos. Dies wirkte sich negativ auf die Beziehungen zu ihren Kollegen aus.
Astrid hatte vor dem traumatischen Erlebnis zu Hunden eine neutrale, eher positive Beziehung. Es störte sie nicht, wenn sie beim Joggen im Wald oder im Restaurant einem Hund begegnete. Die Familie hatte als Haustiere Kaninchen. Astrid pflegte sie gerne und hatte eine gute Beziehung zu ihnen. Diagnostisch bestätigten ihre Symptome eine akute posttraumatische Belastungsstörung (Monotraumatisierung).
Therapieverlauf:
Es fanden 14 Sitzungen mit der Jugendlichen statt. Sie kam alle 14 Tage zu einer therapeutischen Sitzung.

1. Eine tragfähige, vertrauensvolle Beziehung aufbauen:
Die Jugendliche nahm rasch zu mir Kontakt auf. Da sie in einem stabilen Familiensystem aufwuchs und unter keinen Beziehungsabbrüchen und Bindungsverlusten litt, erlebte sie die therapeutische Beziehung als tragfähig und sicherheitsgebend. Ihren Leidensdruck konnte sie differenziert schildern. Dabei wurde deutlich, wie die ganze Schulklasse von diesem Ereignis traumatisiert war. Neben den eigenen erlittenen Verletzungen und Traumatisierungen beschäftigte sich die Jugendliche auch mit ihren Klassenkameraden, die Zeugen dieses Vorfalls geworden waren.

2. Stabilisierungsphase:
In dieser Therapiephase arbeiteten wir mit verschiedenen Stabilisierungs- und Visualisierungsübungen. In der Imagination des «Wohlfühlortes» wählte sie eine Hängematte aus, in die sie sich zurückziehen konnte. Die verschiedenen Sinneskanäle und Körperwahrnehmungen konnte sie gut spüren und integrieren.

Als Distanzierungsübungen zu den Alpträumen und Flashbacks übten wir die Tresorübung, d. h. wir verschlossen imaginativ die Schreckensbilder. Es gelang ihr nach kurzer Zeit, die belastenden Erinnerungen imaginativ abzuschließen und sich davon zu distanzieren. Eine zusätzliche Hilfestellung war für sie die Fernbedienung (imaginative Distanzierung und Steuerung der Emotionen), die sie problemlos einsetzen konnte. So gelang es ihr, die Gefühle besser zu steuern und zu kontrollieren.

Mithilfe dieser Stabilisierungsübungen lernte sie, ihre Gefühle besser zu steuern und Distanz zu den intrusiven, überflutenden Affekten zu erhalten. Mit der Zeit besserten sich ihre Schlafstörungen, und sie beklagte sich weniger über Unruhe und vegetative Beschwerden. Nach wie vor litt sie unter ihrer Hundephobie, die sie in ihrer Bewegungsfreiheit stark einschränkte.

Gemeinsam schauten wir Tierbücher an, speziell Hundebücher. Die verschiedenen Hunderassen interessierten sie sehr. Intellektuell konnte sie nun zwischen den sogenannten Kampfhunden und Familienhunden unterscheiden. Da wir selbst einen Königspudel, Odin, besaßen, der im Praxishaus lebte, wollte Astrid wissen, welche Charaktereigenschaften der Hund aufwies. Seine Wesensart interessierte Astrid zunehmend. Sie schaute sogar verschiedene Fotos von ihm an und streichelte einen Stoffhund.

Wir überlegten uns, wie sich Astrid gegenüber Hunden verhalten konnte. Fragen der Bissprävention interessierten die Jugendliche sehr. Sie wollte den richtigen Umgang mit Hunden lernen (vgl. Hildegard Jung: Beißt der?).

Diese Interventionen dienten zur Vorbereitung auf die Traumaverarbeitung. Mithilfe der sogenannten Ressourcentechnik erarbeiteten wir Fähigkeiten zur Stärke, zur Kraft und zum Vertrauen. Dies ermöglichte Astrid, mit belastenden Situationen, der Begegnung mit einem Hund auf dem Gehweg oder im Wald, stressfreier umzugehen.

3. Traumaverarbeitung (1. EMDR-Sitzung):

Diese Sitzung erlebte Astrid als sehr hilfreich und entlastend. Sie konnte sich von dem traumatischen Ereignis besser distanzieren und zu dem schrecklichen Vorfall Abstand gewinnen. Wir arbeiteten an dem Erlebnis, als der Hund auf sie lossprang. Als negative Kognition erarbeiteten wir: «Ich bin in Gefahr.» Die positive Kognition lautete: «Es ist vorbei, ich habe überlebt.» Die motorischen Abreaktionen wie Zittern, Schütteln, Atmen erlebte Astrid sehr intensiv. Diese Entladungen halfen ihr, wieder zu ihrem ganzheitlichen inneren Empfinden (felt sense) zu gelangen.

4. Neuorientierung:
Nach der EMDR-Sitzung wollte Astrid unseren Königspudel Odin sehen und mit ihm Kontakt aufnehmen. Vorher hatte sie einen Traum, der ihr half, zwischen lieben und bösen Hunden zu unterscheiden. Sie war nun fähig, die einzelnen Hunderassen an ihrem Äußeren und ihren Körpersignalen und mit ihrer Wesensart zu erkennen.
Astrid war sehr interessiert am Kontakt mit unserem Hund und begann ihn gemäß unseren Vorbereitungen sorgsam zu streicheln und zu füttern. Wir übten den richtigen Umgang mit dem Hund. Sie erzählte, dass sie vor diesem traumatischen Vorfall Interesse an Hunden gehabt hatte. Eine nähere Beziehung zu einem Hund hat sie noch nie erlebt.
Nach der therapeutischen Behandlung konnte Astrid im Wald gelöst joggen und Hunden auf der Straße ohne emotionale Stressreaktionen begegnen. Sie fühlte sich in ihrer Bewegungsfreiheit nicht mehr eingeschränkt. Familienhunde lösten keine Panik- und Angstreaktionen mehr aus. Vor sogenannten Kampfhunden hatte sie verständlicherweise Respekt und wich ihnen aus.

Fallbeispiel Frau Weber (45-jährig; generalisierte Tierphobie)
Die im Sozialbereich tätige 45-jährige Frau Weber meldete sich wegen Ängsten vor Tieren zur Psychotherapie an. Sie erlebte alle Tiere als fremd, gefährlich und unberechenbar. Sie hatte panikartige Ängste, sie werde von ihnen verfolgt und angegriffen. Die Klientin fühlte sich in ihrem Lebensraum und ihrer Bewegungsfreiheit stark eingeschränkt. Sie getraute sich nicht mehr, Spaziergänge und Wanderungen zu unternehmen, da sie Angst hatte, Tieren zu begegnen. Anamnestisch ließ sich diese Symptomatik auf frühe Traumatisierungen in der Kindheit (Missbrauchserfahrungen) zurückführen. Auch als Kind hatte sie keinen Bezug zu Tieren. Sie hatte bereits etliche Psychotherapien gemacht, um ihre Übergriffserfahrungen in der Kindheit zu verarbeiten. Unser Therapieauftrag war, unter meiner Anleitung und mit meiner Hilfestellung die Tiere in der Praxis kennenzulernen und ihr Möglichkeiten aufzuzeigen, wie sie mit ihren Ängsten besser umgehen könnte.
Mithilfe der imaginativen Techniken versuchten wir, Distanz zu den beängstigenden Bildern zu gewinnen und gleichzeitig die Stressreaktionen dabei zu vermeiden. Als «sicheren Ort» imaginierte sie ihren Lieblingsplatz in ihrer Wohnung, wo sie sich geborgen fühlte. An diesem Ort war sie auch vor bedrohlichen Tieren sicher.

Tiere erlebte sie in den Imaginationen und in den Träumen als beängstigend und bedrohlich. Es war ihr nicht möglich, im imaginären Raum zu Tiergestalten Kontakt aufzunehmen. Im Laufe der Therapie erzählte die Klientin, dass sie noch nie in ihrem Leben eine Beziehung zu Tieren gesucht habe. Gleichzeitig war sie aber intellektuell sehr interessiert an Tieren. Im geschützten therapeutischen Rahmen beobachteten wir aus der Ferne die Meerschweinchen und Kaninchen in ihren gemeinsamen Spielaktivitäten. Allmählich war es der Klientin möglich, sich einem handzahmen Kaninchen zu nähern. Unter meiner Anleitung konnte sie das Tierchen füttern und behutsam streicheln. Die Beziehung zur Katze erlebte sie zuerst als irritierend und beängstigend. Sie äußerte die Befürchtung, von der Katze beobachtet und kontrolliert zu werden. Sie fantasierte, die Katze könnte sie unvermittelt anspringen. Meine Unterstützung ermöglichte ihr, die schnurrende Katze behutsam zu streicheln. Wichtig war für sie, dass sie in den vorangegangenen Stunden meinen eigenen Umgang mit der Katze Tara miterleben konnte. In der letzten Therapiesitzung beobachtete sie unseren Hund Odin mit viel Interesse. Durch die Glastür konnte sie den Hund angstfrei anschauen und fühlte sich sicher, dass er ihr nicht zu nahe kam. Nach Abschluss der Therapie beschloss die Klientin, nun Kontakt zu Tieren von sich aus zu suchen und ihnen nicht mehr auszuweichen. Sie plante Besuche in Zoos und auf therapeutischen Bauernhöfen.

Fallbeispiel Herr Müller (85-jährig; posttraumatische Belastungsstörung)
Herr Müller wurde zur psychotherapeutischen Behandlung überwiesen, da er vor fünf Monaten von einem Auto angefahren worden war. Er hatte die Straße auf dem Fußgängerüberweg überqueren wollen. Dabei hatte ihn der Autofahrer übersehen und angefahren. Der Klient erzählte, dass er sich kurz nach dem Unfall kaum mehr erinnern konnte, was passiert war. Nach dem Unfall war er auf der Intensivstation der Klinik und anschließend drei Wochen in der geriatrischen Klinik. Er erlitt durch den Unfall Hirnblutungen, Schnittwunden am Gesicht und hatte starke Schmerzen am rechten Knie.

In den vergangenen Wochen wurde er von Angstbildern eingeholt, immer wiederkehrende Schreckensbilder plagten ihn. In der Nacht raubten ihm die vielen Albträume den Schlaf. Sie verfolgten und bedrohten ihn. Herr Müller wachte jeweils schweißgebadet auf. Im Traum sah er sich blutüberströmt auf der Straße liegend, von starken Todesängsten geplagt.

Im Erstgespräch erlebte ich Herrn Müller getrieben und innerlich sehr erregt. Seine starken Ängste um seine körperliche Integrität thematisierte er. Die

Schmerzen behinderten seine Lebensgestaltung und beeinträchtigen ihn in seiner Lebensqualität massiv. Er befasste sich auch mit seiner nahen Zukunft und äußerte die Bedenken, ob er je wieder schmerzfrei und ohne Muskelkrämpfe gehen könne. Die Anwesenheit des Therapiebegleithundes Odin freute ihn sehr. Zu Beginn und am Ende der Sitzungen streichelte er ihn liebevoll. Die beruhigende Wirkung des Tieres erlebte er als sehr angenehm, und sie erleichterte ihm den Zugang zu seinen Emotionen. Herr Müller hörte unsere Wellensittiche, die im Nebenzimmer waren. Bei ihm zu Hause lebten ebenfalls Wellensittiche. Die quirligen Vögel mochte er sehr und fühlte sich durch ihr Gezwitscher belebt und beseelt.

Wir versuchten, mit Imaginations- und Entspannungsübungen seine innere Unruhe zu lindern. Herr Müller erlebte die Imaginationsübung des «sicheren Ortes» als sehr hilfreich. Er wählte einen Urlaubsort, der bei ihm gute und lebendige Erinnerungen weckte. Diese Imagination half ihm, ruhiger zu werden und weniger von diesen Schreckensbildern überfahren zu werden. Die Tresorübung (verstauen der Schreckensbilder) und die Fernbedienung (Distanzierung und Steuerung der Emotionen) gaben ihm die Möglichkeit, seine Affekte wieder selbst zu steuern. Im Verlaufe der Therapie beschloss Herr Müller, den Unfallort aufzusuchen. Imaginativ bereiteten wir uns auf diese Situation vor. Herr Müller erzählte in der nächsten Stunde, dass er emotionslos die Straßenkreuzung anschauen konnte und innerlich Distanz zum Unfall gefunden hatte. Er ärgerte sich noch über den Autofahrer, dass er nicht besser aufgepasst und ihn nicht wahrgenommen hatte.

Als Therapeutin erlebte ich Herrn Müller sehr zugewandt und offen. Er nahm rasch zu mir und zu den Tieren Kontakt auf. In der therapeutischen Situation schilderte er präzis seine Verunsicherungen und Nöte. Daneben erzählte er mir auch von seinem Leben: Seine Arbeit als Betriebsleiter hatte ihn sehr ausgefüllt. Nach der Pensionierung betätigte sich Herr Müller ehrenamtlich. Diese Tätigkeiten befriedigten ihn sehr und verliehen ihm neuen Lebenssinn. Die Familiensituation schilderte Herr Müller als stabil. Die beiden erwachsenen Kinder pflegten einen regen Austausch mit ihm und seiner Frau.

Wie erwähnt arbeiten wir vielfach mit Kindern und Jugendlichen, die schwere Bindungstraumata erlebt haben (vgl. Fallbeispiele Gregor, Tanja, Esther u.a.). Sie haben physische und/oder emotionale Grenzüberschreitungen (Missbrauch), Beziehungsabbrüche und verschiedene Beziehungsverluste erlebt. Diese Kinder sind in ihrer Integritätsbildung verunsichert und verstört. Ihnen fehlt das Vertrauen, sich der Welt und ihren Mitmenschen offen und aktiv zuzuwenden. Ihre schweren seelischen Verletzungen werden in den therapeutischen Sitzungen oft wiederholend agiert, womit die Betroffenen aber keine Möglichkeiten finden, diese zu bewältigen. Sie wirken innerlich blockiert und erstarrt. Diese schwer traumatisierten Kinder können nicht allein von der Anwesenheit der Tiere profitieren, vielmehr ist ein sorgfältiger und kompetenter psychotraumatologischer Behandlungsansatz vorrangig.

Die unterstützenden Beziehungsmöglichkeiten von Tieren ist unserer Erfahrung nach individuell sehr verschieden: In den Einzelfallfallstudien gehen wir auf die Auswirkungen dieser komplexen Entwicklungsverläufe und die Methodik ihrer Behandlung eingehend ein. Mit dem Einbezug der Tiere in die Psychotherapie vermitteln uns die Kinder und Jugendlichen mögliche Anzeichen ihrer Bindungsproblematik. In diesem Zusammenhang verweisen wir auf die Problematik der Tierquälereien (vgl. Fallbeispiel Gregor).

Trauma definieren wir nach Streeck-Fischer (2006): «Ein psychisches Trauma ist ein Ereignis, bei dem die Fähigkeit einer Person, ein minimes Gefühl von Sicherheit und Integration zu entwickeln, zerstört wird oder verloren geht und das überwältigende Angst und Hilflosigkeit zur Folge hat.» (Streeck-Fischer, 2006, S. 2)

Diese Traumata werden durch nahe Bindungspersonen des Kindes bzw. Jugendlichen verursacht und verletzen das Kind in seinem Weltverständnis, seinem Schutzbedürfnis und seiner Wahrnehmung gegenüber sich und der Umwelt tief greifend. Diese schlimmen Erfahrungen und Taten kann das Kind psychisch nicht einordnen und reagiert mit emotionalen und körperlichen Stresssymptomen. Die Betroffenen werden mit Gefühlen von Angst, Hilflosigkeit und Ohnmacht konfrontiert, und ihre sich bildende psychische und physische Integration ist bedroht und fällt auseinander. Brechen diese Bindungstraumata früh und anhaltend in das Leben des Kindes ein, wirken sie sich auf den emotionalen, sozialen und kognitiven Entwicklungsprozess aus. Weinberg (2013) beschreibt, wie dadurch der Integrationsprozess zerstört wird: Körperliche, sinnliche und affektiv/emotionale Wahrnehmungen und Bewertungen sowie die Sprache und das Denken werden dadurch schwer beeinträchtigt. Kinder sind von ihren Bezugspersonen abhängig und verlieren durch traumatische Erfahrungen das Vertrauen in die Welt und ihre Mitmenschen.

Auch lebensbedrohliche Krankheiten, Behinderungen, Unfälle und Operationen, Zeuge sein von Gewalttaten gegenüber Menschen und Tieren, Einbruch kriegerischer Ereignisse im familiären Umfeld, Migration und Naturkatastrophen sind Traumata, die die Entwicklung von Kindern schwer beeinträchtigen.

Lutz Besser (2004) unterscheidet nach Shapiro zwischen «Big T»-Traumata und «Small t»-Traumata: Zu den «Big T»-Traumata gehören emotionale Verwahrlosung, Deprivation, körperliche Gewalt und/oder Misshandlungen, sexueller Missbrauch, Grenzverletzungen durch Bezugspersonen, Verlust eines Elternteils bzw. einer nahen Bindungsperson, Sucht eines Elternteiles. Die

«Small t»-Traumata sind Ereignisse mit hohem Maß an bestürzender Beschämung, Peinlichkeit, tiefer Verunsicherung, vermeintlicher Schuld u.a. (Besser, 2004, S. 15).

Fallbeispiel Susanne

Susanne wurde mit 9 Jahren zur psychotherapeutischen Behandlung angemeldet. Das Mädchen lebte in einem heilpädagogischen Sonderschulheim. Susanne erlebte in ihrer Kindheit verschiedene schwere emotionale Defizite und traumatische Gewalterfahrungen. Beide Elternteile waren durch die Erziehung ihrer drei Kinder vollständig überfordert. Mehrere Kontaktabbrüche und instabile Beziehungen kennzeichneten das Familienklima. In seiner emotionalen, sozialen und intellektuellen Entwicklung war das Kind stark retardiert.

Zu Beginn der psychotherapeutischen Behandlung nahm das Mädchen spontan zu unseren Tieren Kontakt auf und suchte die Nähe zu ihnen. Sie drückte ihre regressiven und frühkindlichen Wünsche nach Geborgenheit und Wärme aus. In der therapeutischen Beziehung zeigte Susanne ähnliche Bindungswünsche und Verhaltensweisen wie gegenüber den Tieren: Ihr Bindungs- und Kontaktverhalten war instabil, fordernd und distanzlos (desorganisiert-chaotischer Bindungsstil). Das Mädchen begrüßte unsere Hündin Zora stürmisch und wollte sie sogleich manipulieren und kontrollieren. Es war ihr nicht möglich, das Tier als eigenständiges Gegenüber zu erleben. Im Kontakt mit Zora wurden bei Susanne frühkindliche symbiotische Wünsche nach Verschmelzung und Einssein aktualisiert. Susanne erlebte Zora als Teil von sich selbst (Selbstobjekt). Sobald die Hündin eigene Reaktionen und Regungen zeigte, reagierte das Mädchen ungehalten, impulsiv und wütend. Sie wandte sich provokativ von Zora ab, und in ihrem Erleben war sie ein «böser, gemeiner» Hund (Spaltung gut/böse). Weinberg (2013) beschreibt, wie traumatisierte Kinder nicht in Kontinuen wahrnehmen können, nicht in Ambivalenzen, nicht im Kontext und nicht in Kategorien zeitlich-räumlicher Veränderung, sondern nur in starren, scheinbar allgemein gültigen Dichotomien. «Da aber niemand sich selbst oder andere dauerhaft auf nur einer Seite der Medaille verorten kann, kann die Dichotomie jederzeit kippen. Dann ist das, was gestern noch hell und paradiesisch war, heute plötzlich die rabenschwarze Hölle.» (Weinberg, 2013, S. 221) Es war für mich beängstigend und bedrohlich, mitzuerleben, wie das Mädchen geradezu lustvoll das Ausüben ihrer Macht und Kontrolle über das Tier zu genießen schien. In der Gegenübertragung erlebte ich Gefühle von Ausgeliefertsein und Hilflosigkeit. Wiederholte Interventionen waren dazu notwendig, Zora vor Grenzüberschreitungen zu schützen. Die erlittenen schweren Kränkungen, wie beispielsweise wehrlos ausgeliefert zu sein, übertrug das Mädchen auf die Hündin.

Im Spiel am Sandkasten zeigte Susanne ähnliche Verhaltensweisen: Sie stellte die einzelnen Symboltiere nebeneinander, diese hatten keine Beziehung zueinander. In den Szenen spielte sie mehrmals, wie die Tiere bedroht wurden und hilflos ausgeliefert waren. In der Gegenübertragung fühlte ich mich leer, hilflos und erstarrt. Dazu Weinberg (2013): «Das Maß an erlebter Hilflosigkeit auf Seiten des Therapeuten ist ein gutes Maß für die vom Kind erlebte Hoffnungslosigkeit und Ausgeliefertheit an die reale Bedrohung in seiner Biografie. Diese will es uns nun auch spüren lassen. Und somit ist die von uns erlebte Hilflosigkeit eine wichtige Botschaft an uns.» (Weinberg, 2013, S. 215) Mithilfe verschiedener therapeutischer Interventionen wurde es Susanne möglich, sich aus diesem emotional blockierten und stereotypen Spiel zu lösen. Wir bauten gute innere Instanzen auf, die den Stofftieren halfen und sie unterstützten. Verschiedene notwendige Unterbrechungen des Spiels (Spielstopp) halfen ihr, neue Lösungsmöglichkeiten zu finden.

Nur langsam lernte Susanne, beispielsweise beim gemeinsamen Spaziergang, auf die Bedürfnisse der Hündin einzugehen und deren Lebensrecht zu respektieren. Das Mädchen begann, die Tiere zu beobachten, und zeigte mehr Interesse für deren Bedürfnisse. Sie konnte die Hündin Zora und auch die Katze Tara als Gegenüber wahrnehmen und respektieren. Auch die therapeutische Beziehung wandelte sich: Susanne fasste Vertrauen in unsere Beziehung und erlebte sie als verlässlich und stabil. In der Gegenübertragung erlebte ich Susanne als lebendiger und emotional zugänglicher. Die «altklugen» und «gekünstelten» Verhaltensweisen fielen weniger stark auf. Im Ver-

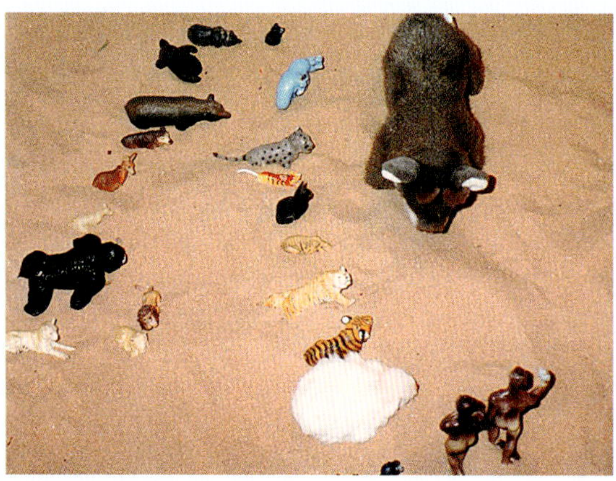

Abbildung 30: Susanne nahm einzelne Tierfiguren; diese hatten keine Verbindung zueinander. Das Mädchen stellte sie wahllos nebeneinander, jedes Tier war für sich allein und verlassen. Dies entsprach seiner eigenen Lebenssituation. Das Mädchen brachte sein eigenes Stofftier mit, das am Schluss hinzugefügt wurde.

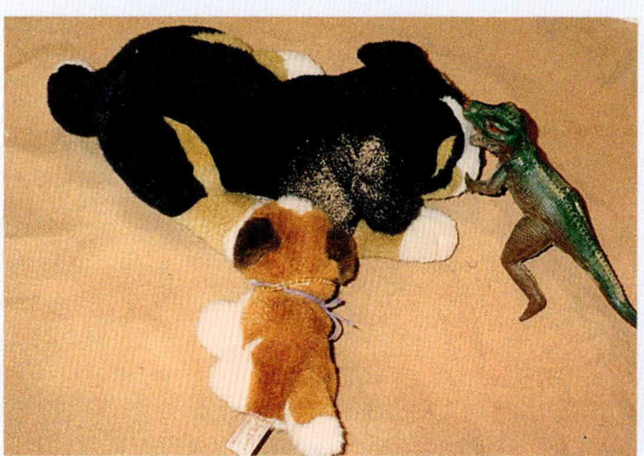

Abbildung 31: Susanne brachte auch in dieser Stunde eigene Stofftiere mit. Am Anfang spielte sie ruhig mit ihnen, schützte auch den kleinen Hund. Plötzlich wurde das Mädchen unruhig, holte den Dinosaurier, und dieser griff die ruhige Spielszene an. Das Mädchen wurde von bedrohlichen Kognitionen und Affekten (Erinnerungen) überschwemmt. Diese wurden unmittelbar in der Spielszene umgesetzt. Als Therapeutin versetzte ich mich in die Rolle der angegriffenen Hunde und spiegelte das Gefühl der Angst und Hilflosigkeit. Ich versuchte wie in einem Selbstgespräch: «Nun kommt der böse Dino und greift mich an, ich habe Angst und fühle mich ganz schlecht. Auch mein Freund kann mir nicht helfen, wir sind hilflos dem Dino ausgeliefert.» Durch diese therapeutische Intervention wurde es Susanne möglich, sich den beiden Stoffhunden zuzuwenden und ihnen mit meiner Hilfe Schutz zu geben.

laufe der langjährigen Therapie wurde es Susanne möglich, ihre erlittenen Kränkungen und traumatischen Erfahrungen zu thematisieren und gestalterisch auszudrücken. Im Sinne Brischs (2014) war die Veränderung im Erleben und Verhalten von Susanne nur durch eine bindungsorientierte Psychotherapie möglich. «In der therapeutischen Arbeit mit Kindern und Jugendlichen muss der Therapeut sich so verhalten, dass er als sichere emotionale Basis erlebt wird.» (Brisch, 2014, S. 77) Als Therapeutin versuchte ich, die vielseitigen Bindungserwartungen zu verstehen und sie ansatzweise mit Susanne zu reflektieren. Die anwesenden Tiere unterstützten den «sicheren therapeutischen Ort» und halfen dem Mädchen, neue Bindungserlebnisse zu erfahren. Neben der Therapie mit Susanne fanden mehrere Helferkonferenzen mit ihrem sozialen Umfeld statt.

Mit Eintritt der Pubertät veränderte sich Susannes Bindungsverhalten zu den Tieren nochmals: Das Verhalten unserer Katze Tara interessierte sie zunehmend. Es fiel ihr auf, wie liebevoll Tara ihren Körper pflegte und libidinös besetzte. Diese Beobachtungen halfen Susanne, mit den eigenen körper-

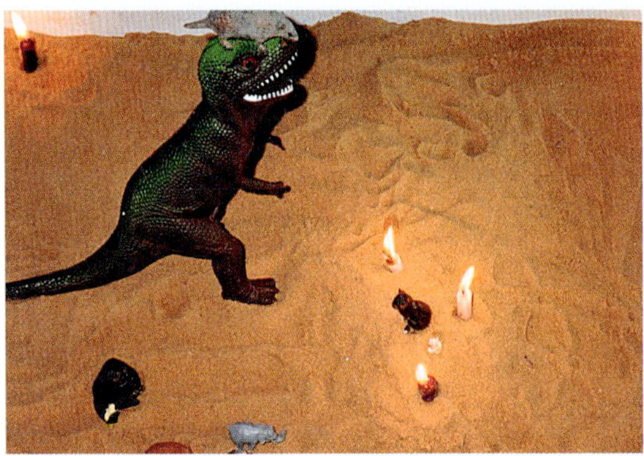

Abbildung 32: Zu Beginn dieser Stunde wollte das Mädchen einen ruhigen sicheren Ort aufstellen. In der Mitte war die Katze, Kerzen, auch die andern Tiere lebten friedlich miteinander. Erneut wurde sie von Erinnerungen, Affekten und Kognitionen überschwemmt: ein intrusives Spielgeschehen! Der unheimliche Dinosaurier beherrschte nun die Spielszene. Als therapeutische Intervention versuchte ich mich in die Opferseite, d.h. in die Katze, einzufühlen: «Ich habe schrecklich Angst vor diesem Dinosaurier, ich fühle mich ihm schutzlos ausgeliefert.» Ich schlug Susanne einen Spielstopp vor. Wir bauten einen sicheren Ort für die Katze auf, und verschiedene Tiere halfen, diesen zu schützen und zu sichern.

lichen Veränderungen und seelischen Irritationen umzugehen und sie in den therapeutischen Sitzungen zu thematisieren.

In den folgenden Stunden war Susanne bereit, verschiedene Imaginationsübungen zu machen. Wohltuend erlebte sie die «Übung des inneren sicheren Ortes» (vgl. Reddemann, 2001 u. 2004, S. 40). Als sicheren Ort visualisierte sie das Pferd, das sie gut kannte und das ihr vertraut war. Daneben halfen ihr die Tresorübung und die Fernbedienung, ihre Schreckensbilder zu «verstauen» und gute innere Instanzen aufzubauen (Ressourcenaktivierung).

Beim Abschluss der Psychotherapie lebte die junge Frau in einer Wohngemeinschaft und arbeitete als Küchenhilfe in einer sozialen Institution.

5 Therapeutische Beziehung

5.1 Humanistische Psychologie

C.R. Rogers' humanistischer Ansatz befasst sich mit der Frage, welche Therapievariablen für eine gelingende Behandlung hilfreich sind. Wie erlebt der Klient die therapeutische Person? Als vertrauenswürdig, verlässlich und beständig? Prothmann (2015) weist in ihrem Buch über die «Tiergestützte Kinderpsychotherapie» darauf hin, dass die psychotherapeutische Behandlung vorwiegend ein interaktioneller Prozess ist, «der die potenziellen Fähigkeiten eines prinzipiell kompetenten Individuums fördern soll» (Prothmann, 2015, S. 81). Rogers beschreibt drei Grundhaltungen, die den therapeutischen Prozess fördern: Kongruenz, Empathie und Wertschätzung.

Echtheit (Kongruenz)
Kongruenz ist für Rogers Echtheit und Realsein. Der Therapeut darf sich nicht hinter seiner professionellen Rolle verstecken, vielmehr begegnet er seinem Klienten offen und zugewandt. Ist er kongruent, so ist er im Kontakt mit seinem eigenen gefühlsmäßigen Erleben und hat engen Kontakt zu seinen Empfindungen. Seine Äußerungen entsprechen seinem Fühlen und seinen Empfindungen. Dies zeigt sich in einer offenen und direkten Mimik und Gestik. «Wir erkennen darüber hinaus, dass er seine unmittelbaren Empfindungen akzeptiert.» (Rogers, 1976, S. 276)

Einfühlendes Verständnis (Empathie)
Unter Empathie versteht Rogers die Fähigkeit, die Empfindungen und Reaktionen des Klienten zu verstehen und sie durch aktives Zuhören aufzunehmen. «Es ist ein unmittelbares Gespür im Hier und Jetzt für die innere Welt des Klienten mit seinen ganz privaten personalen Bedeutungen, als ob es die Welt des Therapeuten selbst wäre, wobei allerdings der ‹Als ob›-Charakter nie verloren geht.» (Rogers, 1977, S. 20) Die therapeutische Person begleitet den Klienten in seine innere Welt, nimmt seine subjektiven Bezugspunkte auf und hilft ihm, diese zu verstehen und in seine Lebensgeschichte zu integrieren. So wird es dem Klienten möglich, zu

explorieren und seine Erfahrungen zu mentalisieren. Schmerzhafte Erfahrungen, Krisen und Verluste können reflektiert, neu bewertet und aus einer andern Perspektive erlebt werden.

Wertschätzen, Anerkennen, Vertrauen
Die Dimension «Wertschätzen, Anerkennen, Vertrauen» bezeichnet Rogers für eine gute zwischenmenschliche Beziehung als bedeutsam. Wir alle haben das Bedürfnis nach sorgender Zuwendung eines andern. Dieses Sorgen ist grundsätzlich nicht an Bedingungen gebunden. Rogers schreibt: «In dieser Einstellung liegt grundlegendes Vertrauen – die Überzeugung, dass dieser andere Mensch irgendwie von Grund aus vertrauenswürdig ist.» (Rogers, 1979, S. 110) Diese bedingungslose Zuneigung ist in der praktischen Tätigkeit nicht immer möglich. Eine therapeutische Person, die einen echten Zugang zu ihrem gefühlsmäßigen Erleben hat, wird auch andere Empfindungen gegenüber ihren Klienten wahrnehmen. Nach Rogers (1979) ist diese Haltung eher im Sinne eines «Sollens» aufzufassen, d.h. der Therapeut sollte, wenn immer möglich, dem Kind und Jugendlichen diese bedingungslose Zuneigung entgegenbringen. Der therapeutische Prozess kann dadurch wesentlich gefördert werden.

5.2 Bindungstheoretische Aspekte

In der bindungsorientierten Psychotherapie bieten wir einen «sicheren Ort» an. Die Klienten kommen in die therapeutische Praxis, da sie unter vielseitigen Problemen ihres Befindens, ihres Erlebens und ihres Verhaltens leiden. Als Grundlage der Behandlung bauen wir eine vertrauensvolle, belastbare Beziehung auf. Diese hilft den Klienten, sich ihrem inneren Erleben und den Konflikten zuzuwenden. «Dabei wird dem Bindungsaspekt zur Herstellung einer therapeutischen Beziehung eine grundlegende, wesentliche Funktion zugeordnet, die als zentrale Variable im therapeutischen Prozess gesehen wird.» (Brisch, 1999, S. 98) Das Kind, der Jugendliche und der Erwachsene erlebt die Therapeutin im Rahmen der Behandlungszeit als verlässliche und sichere Bindungsperson. «Dies erfordert sehr viel Feinfühligkeit und Empathie, sich auf die verzerrten Bindungsbedürfnisse und auf das daraus abgeleitete oft bizarre Interaktionsverhalten des Patienten einzustellen oder einzustimmen.» (Brisch, 1999, S. 98) Dieses therapeutische Interaktionsmuster vergleicht Brisch mit den Erfahrungen der frühkindlichen Mutter-Kind-Beziehung. Die Aufgabe des Therapeuten ist es, die Bindungssignale des Klienten feinfühlig wahrzunehmen, sie zu verstehen, darauf einzugehen und zu beantworten. Diese einfühlende Bezogenheit ermöglicht dem Klienten, seine Beziehungsgeschichte zu erleben und gemeinsam zu mentalisieren (reflektieren). In diesem Prozess gilt es, die verzerrten Beziehungs- und Bindungsmuster zu verstehen und auszuhalten. So wird es möglich, schrittweise Veränderungen anzustoßen.

Bindungsrelevante Themen können im Gespräch, im Spielen, Zeichnen, Handeln und Gestalten aktualisiert und ins Behandlungsgeschehen einbezogen werden.

5.3 Die therapeutische Haltung in der strukturbezogenen Psychotherapie

Die therapeutischen Haltungen und Vorgehensweisen haben sich seit den Forschungen von Rogers weiterentwickelt. Rudolf betont in seinen Arbeiten als Vertreter der OPD (Operationalisierte Psychodynamische Diagnostik OPD-2), dass sich die therapeutische Beziehung den entwicklungsbedingten Schwierigkeiten anpassen muss. Er nennt folgende Haltung: «Ähnlich wie in der konfliktbezogenen Psychotherapie gilt es, eine grundsätzlich wohlwollende, verstehend wollende **zuversichtlich-therapeutische Haltung** aufzubauen. Das ist angesichts der basalen Beziehungsstörung nicht leicht, denn das Beziehungsangebot der Patientin schillert zwischen kindlicher Hilflosigkeit und Bedürftigkeit, erotisierender Attraktivität, aggressiver Entwertung und kalter Distanzierung.» (Rudolf, 2010, S. 71) Weiter führt er aus: «Die hohe Anfangsaktivität des Therapeuten lässt sich als eine **Hilfs-Ich-Funktion** verstehen, aus der heraus der Therapeut Funktionen übernimmt, die der Patientin derzeit noch nicht zu Gebote stehen.» (ebd.)

Eine grundlegende Haltung ist nach van der Hart et al. (2008) die empathische Einfühlung. «Er beinhaltet, dass der Therapeut die Art, wie der Patient sich selbst und andere Menschen erlebt, ständig mit Empathie begleitet, dass er sich der dissozierten Anteile der Patienten bewusst ist, adaptiv auf sie reagiert und in der Lage ist, dem Patienten die Sicherheit einer guten therapeutische Beziehung zu bieten.» (van der Hart et al., 2008, S. 285) Im Weiteren ist die Authentizität des Therapeuten und seine Präsenz wesentlich für die Entwicklung der therapeutischen Beziehung, die allerdings auch klarer und konsistenter Grenzen, d.h. eines klaren Therapierahmens, bedarf. Dazu gehören u.a. eindeutige, stabile Beziehungsgrenzen und gemeinsam abgesprochene Therapieregeln.

Der Therapeut hat Rücksicht auf die eingeschränkten Beziehungskompetenzen des Klienten zu nehmen. Seine schweren Beziehungsnöte und Verlassenheitsgefühle äußern sich in der therapeutischen Beziehung auch störend durch dysfunktionale Erlebens- und Verhaltensweisen.

Hilfreich sind die verständnisvolle Anteilnahme und ein tiefer Respekt gegenüber dem Klienten für seine schwierigen Entwicklungsbedingungen. Für die Arbeit mit Bezugspersonen sind die Prinzipien nach Weinberg hilfreich: Aufklärung, vertrauensvolle Zusammenarbeit, Zusammenarbeit mit Schule und Kindergarten, dosierte Konfrontation, Vernetzung der Helfer, Aufklärung der Kinder über ihre Eltern (z.B. bei psychisch kranken Eltern) und Respekt (Weinberg, 2013, S. 239).

Die Aufmerksamkeit ist auf die noch wenig gelebten Fähigkeiten, Ressourcen, Begabungen und Sachinteressen des Klienten zu lenken und seine Selbstfürsorge zu stärken.

5.4 Was bewirken die Tiere in der Psychotherapie?

Die Anwesenheit der Tiere in der Praxis verändert den Einstieg in die therapeutische Behandlung. Als Türöffner und «soziale Katalysatoren» bereichern sie das therapeutische Geschehen: Die Tiere bieten den Klienten spontan Beziehungsmöglichkeiten, aber auch Körperkontakte an. Sie lösen vielseitige Gefühle und Emotionen aus, die den therapeutischen Prozess erweitern. Das Zusammensein mit Tieren kann den Zugang zu existenziellen Lebensthemen erleichtern und damit zu einer Erweiterung des Therapieprozesses führen. Im Kontakt mit den Tieren lernen die Kinder, verlässlich und respektvoll auf Lebewesen einzugehen. Dies stärkt ihr Selbstwertgefühl, ihre Selbstwirksamkeit und ihr Selbstkonzept. Die Empathiefähigkeit, d.h. die Einfühlung in andere Lebewesen sowie das Verständnis für die Bedürfnisse und die Lebensrechte anderer werden gefördert.

Die förderlichen therapeutischen Bedingungen der *humanistisch orientierten Psychotherapie* (Rogers) erfüllen die Tiere durch ihr Dasein: Ihre Äußerungen sind echt und kongruent und können entsprechend wahrgenommen werden. Die Tiere drücken sich körpersprachlich aus und zeigen ihre Gefühle direkt, offen und unvoreingenommen. Sie vermitteln durch ihre Anwesenheit Wertschätzung und Akzeptanz. Den Tieren können die Kinder und Jugendlichen alles erzählen, ohne dass diese es wertend besser wissen oder beurteilen. Sie hören zu und vermitteln Vertrauen und Zuwendung. Die Tiere leben im Augenblick und helfen damit, die therapeutischen Interventionen auf das Hier und Jetzt zu leiten. Dies erachten wir als einen wichtigen Einstieg zu einer authentischen, sicherheitsvermittelnden therapeutischen Beziehung. Die Anwesenheit der Tiere regt zum Sein, zu verschiedenen Handlungen und motorischen Aktivitäten an, die den Gegenwartsbezug stärken (Präsentifikation). Darunter versteht van der Hart, im Augenblick zu sein und zu handeln. Im Unterschied zu den in der unmittelbaren Gegenwart lebenden Tieren ist für uns Menschen «die Präsentifikation unsere Konstruktion des *Kontexts* und der *Bedeutung* des gegenwärtigen Augenblicks innerhalb unserer persönlichen Geschichte» (van der Hart et al., 2008, S. 192).

Das Kontakt- und Beziehungsverhalten der Tiere erleben Menschen mit tief greifenden Bindungsängsten nicht als Wiederholung früherer Bindungserfahrungen. Damit werden in der Regel die geschehenen Bindungsverletzungen und Kränkungen nicht auf das Tier übertragen. Die sonst üblichen negativen Beziehungsverzerrungen und Realitätsverkennungen werden in der Beziehung zum Tier kaum reaktiviert. Die gelingende Beziehungs- und Kontaktaufnahme kann als Möglichkeit zur Thematisierung eigener lebendiger Beziehungsmöglichkeiten genutzt werden (ressourcenorientierte Entwicklung und Stabilisierung).

Streicheln und Halten der Tiere vermitteln zusätzlich Entspannung, Wohlbefinden und Ruhe. Die Ausschüttung des prosozialen Hormons Oxytocin unterstützt die positive Wirkung der Tierkontakte. Das bietet die Möglichkeit, diese spürbaren Veränderungen in das therapeutische Geschehen zu integrieren.

Fallbeispiel Florian

Florian, ein begabter 6½-Jähriger, vermochte sich nicht von seiner Mutter zu trennen. Ohne Kontakt zu Gleichaltrigen litt er unter somatoformen Symptomen (Kopfschmerzen, Bauchweh, Unwohlsein, Schlafstörungen etc.), die ihm den Schulbesuch verunmöglichten (Schulphobie). Beim Erstkontakt lernte er im Praxisraum unsere Katze Tara kennen, die er fasziniert seiner Mutter vorstellte. Er bearbeitete seine Mutter, eine eigene Katze zu bekommen. Im Rahmen der zweijährigen analytischen Spieltherapie entwickelte sich Florian zu einem aktiven, kontakt- und beziehungsfähigen Knaben. Er und seine Schwester bekamen je eine junge Katze. Über seine Erlebnisse mit seinem Tigi erzählte er mir freudig.

Kurz vor der vorgesehenen Beendigung der Therapie orientierte mich seine Mutter notfallmäßig, dass Florian erneut die Schule nicht mehr besuchen könne und unter den gleichen Beschwerden leide wie früher. Er klage über Halsschmerzen, Schluckbeschwerden und Bauchkrämpfe. Florian interessiere sich nicht mehr für die Schulleistungen. Er wirke apathisch, lahm, weinerlich, kleinkindlich, und sein (wieder) anklammerndes Wesen löste bei seiner Mutter erneut heftige Ärgerreaktionen, Verzweiflung und Schuldgefühle aus. Die Mutter konnte sich diesen Rückfall in die ihr von früher bekannten Erlebens- und Verhaltensweisen ihres Sohnes nicht erklären. Im eingehenden Gespräch mit ihr konnten wir keinen Anhalt für seinen Rückfall finden.

Auch Florian konnte keinen Zugang zu seinem gefühlsmäßigen Erleben finden, und seine sprachlichen Ausdrucksmöglichkeiten versagten. Vielmehr fiel in der Therapiestunde sein chaotisches und abweisendes Spielverhalten auf. Florian wählte ein ihm vertrautes Contact-Spiel aus: das Zusammenlegen von Kärtchen, auf denen Fluss-, Straßen- und Schienenstücke gezeichnet sind. Begeistert begann er in gewohnter Manier, erlahmte aber nach wenigen Minuten: Er war unruhig, ließ sich ablenken, verlangsamte sein Spieltempo und hielt die Spielregeln nicht ein. Rasch wich er aus, wollte sich mit anderem beschäftigen, konnte sich nicht aufraffen, das angefangene Spiel zu beenden

oder etwas anderes auszusuchen. Was ich beobachtete, versuchte ich ihm zu spiegeln: Ich ermunterte ihn, sich auszudrücken, mitzuteilen oder etwas Neues, anderes, Spannenderes zu wählen.
Ein Bewegungsspiel, aufgestellte Kegel am Boden mittels einer Holzkugel umzuwerfen, wurde zur Gefährdung im Spielzimmer. Florian war ungewohnt ungeschickt, heftig und unkontrolliert: Er warf die Kugeln ohne gefühlsmäßige und motorische Kontrolle. Ich erlebte den Knaben wie verwirrt, desorientiert, dissoziiert und leidend.
Betrübt, entmutigt und nachdenklich über die schwierigen Erfahrungen dieser Stunde überlegte ich, was nach zweijähriger Therapie derart schieflaufen konnte. Ich setzte mich am Ende der Stunde kurz ans Pult, um den nächsten Behandlungstermin festzulegen. Dabei schlug ich Florian vor, sich vom Kätzchen Tara zu verabschieden – entgegen seinen Gewohnheiten hatte er es heute noch nicht einmal begrüßt. Florian streichelte das Tier behutsam – wie anders waren seine Bewegungen und die Körperhaltung als beim Kegelspiel!
Ich meinte zu sehen, wie dem 8½-Jährigen Tränen über die Wangen liefen, und fragte ihn vorsichtig, wie es denn seinen beiden Katzen zu Hause gehe. Da brach der Knabe völlig zusammen und weinte heftig; schluchzend erklärte er mir, wie sein Tigi überfahren worden sei, wie die Behandlung beim Tierarzt nicht helfen konnte, wie schrecklich das Einschläfern des Tieres für ihn (und die Mutter) gewesen sei und dass er wütend auf den unbekannten Autofahrer sei, der seiner Katze nicht geholfen habe. Die sinnliche Berührung unserer Tara half ihm, seinen Schmerz um den Verlust seines geliebten Tieres zuzulassen.
Die Stunde war längstens überschritten, als Florian an der Hand seiner Mutter die Praxis verließ: Wir hatten über den Verlust, das Kranksein, das Helfen, die eigenen Gefühle dabei, die Hoffnungen, Enttäuschungen etc. gesprochen. Florian zeigte seinen Schmerz, die Wut, die Verzweiflung und vermochte meine tröstenden Worte und mein empathisches Verstehen anzunehmen. Ich unterließ es nicht, meine eigene Betroffenheit seiner Mutter beim Abholen des Knaben zu zeigen. Auch sie wirkte den Tränen nahe und fühlte sich erleichtert, dass der Tod der Katze Tigi keine Bagatelle war: Ich erwähnte, dass jeder Verlust, ob Trennung oder Sterben, uns nahegehe (ich dachte zudem an die Scheidung der Eltern, die zerstritten waren).
Beim Abschied konnte sich Florian wieder präzis, deutlich und mir zugewandt ausdrücken. Wie die Mutter einige Wochen später mitteilte, gelang es dem Knaben, sein neu gewonnenes, ausgeglichenes Wesen wiederzufinden.

Im Zusammensein mit den Tieren zeigen uns viele Klienten ihren Umgang mit den eigenen Sehnsüchten und Wünschen nach einer vertrauensvollen Beziehung, nach Nähe und Angenommensein. In der vielseitigen Beziehung zu den Tieren werden bindungsrelevante Themen gemeinsam erleb- und sichtbar. Diese können in den therapeutischen Prozess aufgenommen und in die Lebensgeschichte integriert werden. Bindungsbezogene Erfahrungen mit den anwesenden Tieren, wie Freude, Schutz, Sicherheit, Angenommensein, Entspannung und Gelöstheit erleben wir im therapeutischen Prozess gemeinsam. Trauer, Schmerz und Verlusterlebnisse um verstorbene eigene Tiere oder Therapiebegleittiere bedeuten eine besondere Herausforderung. Die Klienten werden mit eigenen Verletzlichkeiten, Ängsten und Verlusterlebnissen konfrontiert, falls ein Therapiebegleittier erkrankt oder stirbt.

Unser Großpudel Odin litt unter einer unheilbaren Autoimmunkrankheit. Viele Kinder zeigten sich fürsorglich ihm gegenüber und erfragten jeweils zu Beginn der Stunde sein Befinden. Odins Beschwerden beim Trinken und Fressen konfrontierten sie mit ihren eigenen seelischen und körperlichen Schwierigkeiten. Der Tod des Hundes löste bei einigen Kindern starke Trauerreaktionen und Verlustgefühle

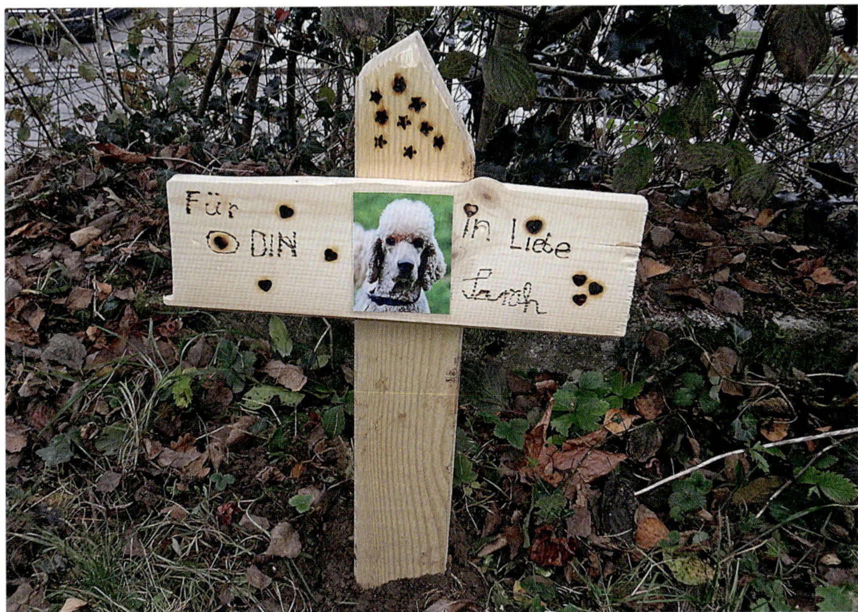

Abbildung 33: Odins Andenken im Garten. Ein Mädchen gestaltete zu Hause für unseren Odin dieses Kreuz, das in unserem Garten steht. Das liebevoll gestaltete Andenken erinnert die Kinder an Odin und lässt sie über gemeinsame Erlebnisse mit ihm erzählen. Viele haben ihn als treuen «Kumpan» erlebt.

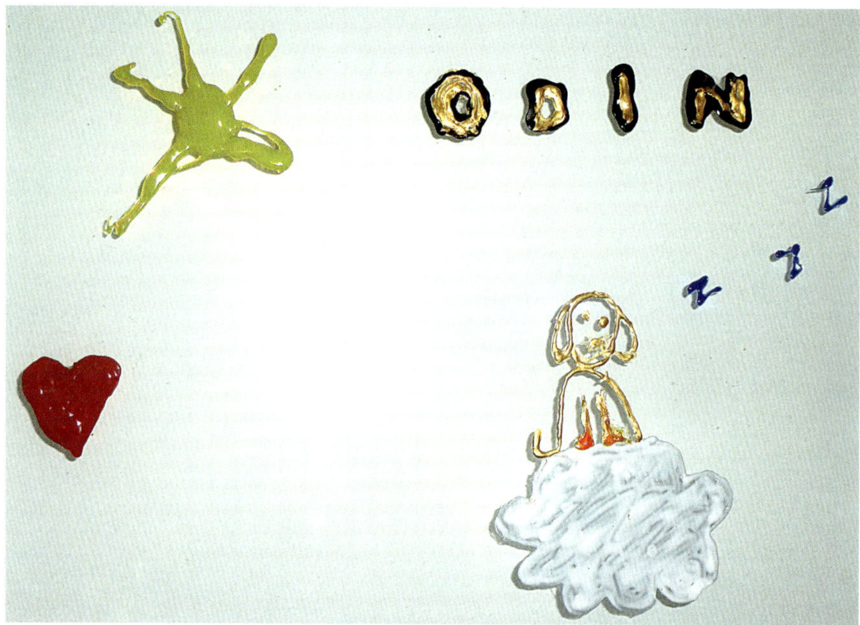

Abbildung 34: Odins Abschied (mit Fensterfarben). Beim Abschiednehmen von Odin malte ein 11-jähriges Mädchen dieses Bild. Es beschäftigte sich mit den Fragen, wo Odin nun sei, wo er begraben sei, was eine Kremation bedeute, ob er nun im Himmel lebe etc.

aus. Dieses schmerzhafte Erlebnis beschäftigte viele und reaktivierte ihre eigenen Bindungsthemen und schmerzhaften Beziehungsabbrüche.

Kotrschal (2014b) bestätigt, dass der Verlust des geliebten Tieres, zu dem wir eine tiefe Bindung aufbauen, bei uns Menschen starke Trauerreaktionen auslöst. Die Tiere bestimmen unseren Alltag mit: Umso mehr fehlt die Anwesenheit des geliebten Tierkumpans. Gleichzeitig trauern auch die Tiere, wenn sie ihren Lebenspartner oder ihren menschlichen Freund verlieren. «Menschen trauern ganz ausgeprägt und tief um ihre Hunde und Katzen, manchmal auch um ihre Pferde, Hamster und Meerschweinchen; oft ist dies der Grund, den verblichenen Tierkumpan nicht gleich wieder durch einen Nachfolger zu ersetzen. Und gar nicht selten verfallen Hunde in depressionsähnliche Zustände, wenn sie ihre Menschenpartner durch Tod verlieren ...» (Kotrschal, 2014b, S. 116) Die Hunde können in ihrer Trauer die Nahrungsaufnahme verweigern oder die Grabstätte des Menschenpartners nicht mehr verlassen. Beim Tod eines Kaninchens beobachteten wir das Verhalten des zurückgebliebenen Tieres: Es zog sich zurückzog, wirkte apathisch und verweigerte die Nahrung.

Mit ihrer Körpersprache, d.h. der *analogen Kommunikation,* bauen Tiere direkt eine Beziehung zu den Kindern und Jugendlichen auf. Sie zeigen Anteilnahme und

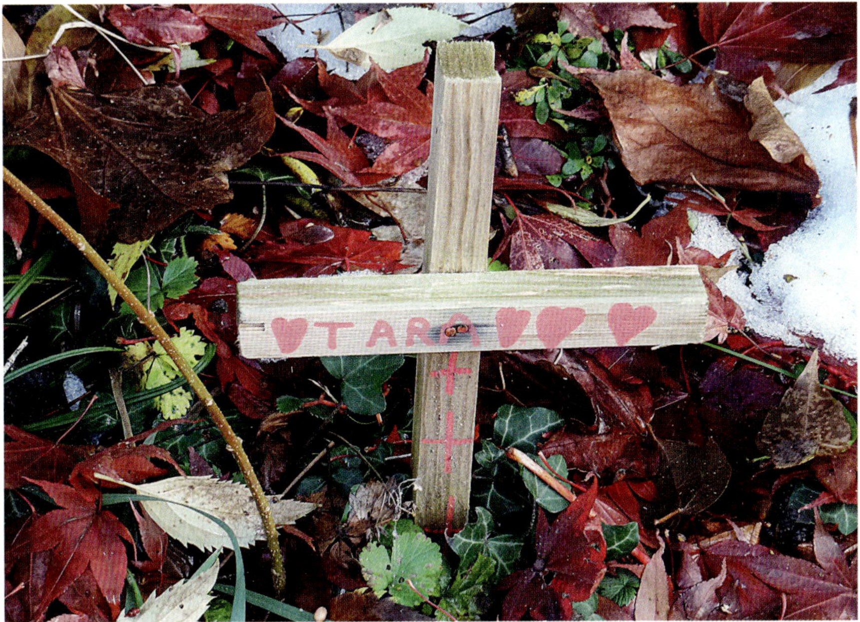

Abbildung 35: Abschied von der «Therapiekatze» Tara. Dieses Kreuz gestaltete ein 15-jähriger Jugendlicher in der Therapiesitzung, nachdem die «Therapiekatze» Tara im Alter von 17 Jahren verstorben war. Traurig nahm er Abschied von der geliebten Katze.

Respekt ihnen gegenüber. Ihre Lebensfreude ist ansteckend und hilft den Kindern und Jugendlichen, das Leben hoffnungsvoller zu sehen und Ressourcen zu wecken. Die Tiere regen zu mehr Aktivität und Gesprächsstoff an. In den therapeutischen Sitzungen beobachten wir die Interaktionen des Kindes mit den Tieren. Diese Erfahrungen und Erlebnisse mit den Tieren «übersetzen» wir in das eigene Erleben und die Lebensgeschichten der Kinder und Jugendlichen.

Fallbeispiel Anna

In mehreren therapeutischen Sitzungen beobachtete die 14-jährige Jugendliche unsere Katze eingehend. Sie schaute ihr zu, wie sie sich putzte und gemütlich in der Sonne lag. Angeregt durch die Katze überlegten wir, welchen Bezug sie zu ihrem Körper hatte. Anna wollte sich ähnlich liebevoll wie die Katze pflegen und für sich sorgen. Das pubertierende Mädchen beschäftige sich mit Fragen der körperlichen und seelischen Veränderungen. Ihre Beziehungsängste und Nöte konnte sie in Anwesenheit der Katze thematisieren. Wir überlegten, welche eigene Selbstfürsorge in der jetzigen Entwicklungsphase für sie hilfreich wäre. Die Anwesenheit der Katze ermöglichte es, auf eigene, existenzielle Entwicklungsaufgaben einzugehen. Gesprächsstoff war auch ihre eigene Katze, die dank der therapeutischen Intervention bei den Eltern in ihrem Bett schlafen durfte. Sie vermittelte ihr körperliche Nähe und Wärme.

Aktive Handlungen mit den Tieren, wie beispielsweise Spaziergänge und Suchspiele mit dem Hund, lockern die therapeutische Atmosphäre auf. Diese Aktivitäten helfen den Kindern und Jugendlichen, die Beziehung zu den Tieren mitzugestalten und gemeinsam Lebendigkeit zu erleben (Biophilie-Hypothese).

Neben vielen bereichernden Erfahrungen erlebte ich während einer therapeutischen Sitzung mit einem 18-jährigen Jugendlichen im Rollstuhl, wie er erschrak und erstarrte, als die Katze während unseres Gesprächs plötzlich an ihm vorbeischlich und miauend Auslass begehrte. Vermehrt hatte er mich darauf hingewiesen, dass er Katzen im Gegensatz zu Hunden nicht möge. Die Katze Tara hatte sich in meinem Praxisraum versteckt gehalten. Selbstverständlich entschuldigte ich mich umgehend, ließ der Katze ihren Auslauf und bezog mich wieder auf seine Beziehungsnot.

Damit die anwesenden Tiere positiv den Aufbau des therapeutischen Settings unterstützen, weisen wir darauf hin, wie wichtig unser vorgelebter Umgang mit unseren Tieren ist. Die therapeutische dyadische Beziehung wird durch die anwesenden Tiere, die als unverwechselbare Individuen gelten, teilweise erweitert (Triangulierung). Ein «Dritter» ist im Raum anwesend und gestaltet das Geschehen nicht allein in der Realität, sondern auch in der Fantasie mit. Die Klienten beobachten, spüren und bewerten unseren Umgang mit den Tieren. Sie ziehen dabei Rückschlüsse auf unsere Beziehungs- und Kommunikationsfähigkeiten. Die Kinder und Jugendlichen erleben das Tier als Teil der therapeutischen Person oder verschmelzen mit ihm. Mitgebrachte Geschenke oder Kartengrüße für die Tiere zeigen uns die Verbundenheit mit dem Tierkumpan als therapeutischen Begleiter. Wir geben Kindern öfters Fotografien der Tiere mit nach Hause, damit sie sich an die Erlebnisse bis zur nächsten Therapiestunde erinnern können.

Fallbeispiel Sandro

Sandro kam im Alter von 10 Jahren mit viel Ablehnung, verschlossen und kaum zugänglich in die ihm aufgezwungene Behandlung. In der Primarschule zeigte er Leistungsprobleme, Verhaltensstörungen und war sozial ausgegrenzt. In den therapeutischen Sitzungen saß Sandro sprachlos abgewandt von mir auf dem Boden, neben sich die Hündin Zora. Er streichelte sie liebevoll und nahm rasch zu ihr Kontakt auf. Durch diese Berührungen und die emotionale Nähe des Hundes war es ihm möglich, sich zu öffnen und über seine tief greifenden Verstimmungen und Ängste zu sprechen. Die Hündin verschaffte ihm Zugang zu seinen Emotionen. Er fühlte sich von ihr wertgeschätzt und bedingungslos angenommen. Die Hündin hörte ihm zu, ohne zu werten und ihn zu bewerten. Als Therapeutin berührte mich die innige Beziehung des Jugendlichen mit der anwesenden Hündin. Sandro erweiterte die Beziehungsaufnahme nach einigen Therapiestunden (Triangulierung). Er nahm zu mir Blickkontakt auf und konnte mich gelegentlich ins Gespräch miteinbeziehen. Es war beeindruckend, wie rasch Sandro, dem Hund zugewandt, von seinen schmerzhaften und traurigen Erlebnissen erzählen konnte. Sandro fühlte sich von der Hündin und damit in der therapeutischen Beziehung geschützt und getröstet. Im Verlaufe der Therapie schlug Sandro vor, mit der Hündin Spaziergänge zu unternehmen. Bei diesen gemeinsamen Aktivitäten erzählte er mir seine Lebensgeschichte, die durch viele schmerzvolle Verluste geprägt war.

Zusammenfassung und Ausblick

In unseren Ausführungen haben wir unterschiedliche psychotherapeutische Behandlungsverläufe als Einzelfallstudien mit tiergestützten Interventionen vorgestellt. Im praxisbezogenen Alltag beeindrucken uns die Vielfalt und Verschiedenheit der Behandlungsaufträge. Entsprechend vielseitig sind die Behandlungsangebote und die therapeutische Beziehungsgestaltung auszurichten. Die tiergestützten Interventionen ergänzen den Behandlungsprozess sowohl im Beziehungsgeschehen als auch in der therapeutischen Atmosphäre. Die Indikationsstellung für die zu wählende psychotherapeutische Behandlung stützt sich auf die Diagnosestellungen nach ICD-10, OPD-2 und OPD-KJ-2 (Krankheitserleben und Behandlungsvoraussetzungen, Beziehung, Konflikt, Struktur, psychische und psychosomatische Störungen). Die tiergestützten Interventionen sind nicht von diesen diagnostischen Kriterien abhängig, vielmehr sind sie Teil eines vielseitigen Therapieangebots.

In den Grundlagen der Mensch-Tier-Beziehung haben wir einige Aspekte unserer Verbundenheit mit den Tieren vorgestellt.

Wir sind im Speziellen auf die Bindungstheorie in ihrer Bedeutung für die therapeutischen Prozesse mit Tieren eingegangen. Im Kontakt mit den Tieren beachten wir, ob und wie die Klienten ihr jeweiliges Bindungsverhalten (sicher, unsicher-vermeidend, unsicher-verstrickt und desorganisiert-chaotisch gebunden) auf die Tiere übertragen.

Es stellt sich die Frage, ob die Bindungsmodalität zwischen Mensch und Tier gleich, ähnlich oder verschieden gestaltet wird. Unsere Erfahrungen zeigen, dass eher ähnliche Bindungsmuster sich konstellieren.

Die positiven Bedingungen der therapeutischen Beziehung, wie Echtheit, Wertschätzung und Empathie, werden durch die Anwesenheit der Tiere gefördert. Die Grundlagenforschungen zum prosozial wirkenden Oxytozin beschreiben den positiven Effekt der Hormonausschüttung durch die Anwesenheit der Tiere. Mögliche ausgelöste Veränderungen der psychischen Befindlichkeit nehmen wir als Therapeuten sorgfältig wahr und integrieren diese in den Behandlungsprozess.

Für unsere Tiere sind die Praxisräumlichkeiten zugleich das Revier mit verschiedenen Rückzugsmöglichkeiten. Die Tiere, die mit uns zusammenleben, verfügen über eine sichere, vertrauensvolle Bindungsfähigkeit. Wir wählen Jungtiere aus, die sowohl mit Artgenossen als auch mit Menschen gut sozialisiert worden sind.

Es wird ersichtlich, dass der Einbezug von Tieren im psychosozialen Arbeitsfeld eine fundierte Ausbildung und Berufserfahrung im angestammten Beruf voraussetzt. Die Tiere sind als Begleiter im therapeutischen Prozess anwesend, «arbeiten» aber nicht therapeutisch. Zusätzlich empfehlen wir eine ISAAT- oder ESAAT-zertifizierte anerkannte Weiterbildung in tiergestützten Interventionen. Das Auswählen einzelner Tierbegleiter ist sorgfältig zu planen, und die bestmöglichen Haltungsbedingungen sind abzuklären. Hygienevorschriften sind bei der Auswahl der Tiere zu berücksichtigen. Die Klientel ist vorgängig über die Anwesenheit der Tiere zu informieren, damit Vorkehrungen wegen allfälliger Allergien und Phobien getätigt werden können.

In der praktischen psychotherapeutischen Arbeit ist es notwendig, über unterschiedliche wissenschaftlich fundierte Behandlungsmethoden zu verfügen, die individuell, klientenorientiert und zielgerichtet angeboten werden. Die Tiere begleiten die therapeutischen Behandlungen, ergänzen das vielseitige Beziehungsgeschehen und beeinflussen die Wirkfaktoren nach Grawe (2005, S. 7) in der Regel günstig: Ressourcenaktivierung, Problemaktualisierung, Problembewältigung, motivationale Klärung und Therapiebeziehung.

In den dargestellten Therapieverläufen haben wir uns auf vielseitige Störungsbilder konzentriert. Je nach Entwicklungsstand, persönlicher Vorgeschichte, Krankheitsbild und Leiden beleben die Tiere die klientenzentrierte Behandlung.

In pädagogischen Fördermaßnahmen oder medizinisch ausgerichteten Übungsbehandlungen werden die Tiere vorwiegend zielorientiert und gemäß einem festgelegten Plan eingesetzt. Unser Ansatz integriert die Tiere als vielseitige Beziehungs- und Spielpartner mit eigenen Lebensrechten ins therapeutische Geschehen. Wir haben in unseren Ausführungen dargelegt, wie unsere Tiere den beruflichen Alltag mitgestalten.

Literatur

Bauer, J. (2006). *Warum ich fühle, was du fühlst* (5. Aufl.). München: Heyne
Beetz, A. (2006). *Das Konzept der Spiegelneurone als Grundlage von Empathie.* Symposium «Mensch-Heimtier-Beziehung. www.mensch-heimtier.de.
Bergler, R. (1994): *Warum Kinder Tiere brauchen.* Freiburg: Herder
Berthelsen, D. (1994). *Alltag bei Familie Freud.* Stuttgart: Econ
Besser, L. (2004–2005). *Fortbildungs-Curriculum, Psychotraumatologie und Traumazentrierte Psychotherapie.* Zptn – Zentrum für Psychotraumatologie und Traumatherapie Niedersachsen
Bohne, M. et al. (Hrsg.) (2007). *Energetische Psychotherapie – integrativ.* Tübingen: DGVT
Bowlby, J. (1975). *Bindung.* München: Kindler
Brisch, K.H. (1999). *Bindungsstörungen.* Stuttgart: Klett-Cotta
Brisch, K.H. (2014). *Bindungsstörungen, ihre Folgen und die Möglichkeiten der Therapie.* In: Gebauer, K., & Hüther, G. (2014). *Kinder brauchen Wurzeln* (8. Aufl.). Düsseldorf: Patmos
Brisch, K.H., & Hellbrügge, Th. (Hrsg.) (2003). *Bindung und Trauma.* Stuttgart: Klett-Cotta
Buber, M. (1962). *Die Schriftwerke.* Köln: Bacham
Dornes, M. (2004). *Die emotionale Welt des Kindes.* Frankfurt: Fischer
Drewermann, E. (1988). *Strukturen des Bösen* (3 Bände). München: Paderborn
Drewermann, E. (2001). *Wozu Religion?* Freiburg: Herder
Fioretti (2002). *Legenden um Franz von Assisi in Bild und Text.* Freiburg: Paulusverlag
Franz von Assisi (2000). *Erleuchte die Finsternis.* Güterloh: Kiefer
Fromm, E. (1981). *Die Seele der Menschen.* Frankfurt: Ullstein
Gadamer, H.G. (1993). *Wahrheit und Methode.* Tübingen: Mohr
Gebauer, K., & Hüther, G. (2014). *Kinder brauchen Wurzeln* (8. Aufl.). Düsseldorf: Patmos
Grawe, K. (2005). (Wie) kann Psychotherapie durch empirische Validierung wirksamer werden? *Psychotherapeutenjournal*, 4(1), 4–11
Grawe, K., Donati R., Bernauer F. (2001). *Psychotherapie im Wandel. Von der Konfession zur Profession.* Göttingen: Hogrefe (5. Aufl.)
Greiffenhagen, S., & Buck-Werner, O.N. (2007). *Tiere als Therapie.* Mürlenbach: Kynos
Großmann, K., & Großmann, K.E. (2012). *Bindungen – das Gefüge psychischer Sicherheit.* Stuttgart: Klett-Cotta
Goodall, J., & Berman, P. (2006). *Grund der Hoffnung.* München: Riemann
Hare, B., Wobber, V., & Wrangham, R. (2012). The self-domestication hypothesis: Evolution of bonobo psychology is due to selection against aggression. *Animal Behaviour,* 83(3), 573–585
Hediger, H. (1961). *Beobachtungen zur Tierpsychologie im Zoo und im Zirkus.* Basel: Reinhardt

Hofmann, A. (2006). *EMDR*. Stuttgart: Thieme
Hüther, G. (2011). *Was wir sind und was wir sein könnten*. Frankfurt am Main: Fischer
Isabella, R. (1993) Origins of attachment – Maternal interactiv behavior across the first year. *Child Development, 64*(2), 605–621.
Jaffé, A. (1982). Bildende Kunst als Symbol. In C.G. Jung, *Der Mensch und seine Symbole* (6. Aufl.). Olten: Walter
Jaroschky, P., & Petrowski, K. (2008). Angst und Bindung: bindungstheoretische Prozesse bei Angststörungen. In B. Strauss (Hrsg.), *Bindung und Psychopathologie*. Stuttgart: Klett-Cotta
Julius, H. (2009). *Bedingungsfaktoren für pädagogisches Handeln*. Vortrag, Salzburg
Julius, H., Beetz, A., Kotrschal, K., Turner, D.C., & Uvnäs-Moberg, K. (2014). *Bindung zu Tieren*. Göttingen: Hogrefe
Jung, C.G. (1971a). *Psychologische Typen* (9. Aufl.). Olten: Walter
Jung, C.G. (1971b). *Die Dynamik des Unbewussten* (Band 8). Olten: Walter
Jung, C.G. (1982). *Der Mensch und seine Symbole* (6. Aufl.). Olten: Walter
Jung, C.G. (1987). *Seminar Kinderträume*. Olten: Walter
Jung, H. (2015). *Beisst der? Sicherheitstraining Kind & Hund*. Einführungsseminar, Schulhunde. http://beisst-der.info/
Kalff, D.M. (1979). *Sandspiel*. Zürich: Rentsch
Kellert, S.R. (1997). *Kinship to mastery. Biophilia in human evolution and development*. Washington, D.C.: Island Press
Kellert, S.R., & Wilson, E. (1993). *The Biophilia Hypothesis*. Washington, D.C.: Island Press
Kotrschal, K. (2009). Die evolutionäre Theorie der Mensch-Tier-Beziehung. In C. Otterstedt & M. Rosenberger (Hrsg.), *Gefährten. Konkurrenten. Verwandte*. Göttingen: Vandenhoeck & Ruprecht
Kotrschal, K. (2014a). *Wolf Hund Mensch*. München: Piper
Kotrschal, K. (2014b). *Einfach beste Freunde*. Wien: Brandstätter Verlag
Levine, P.A. (1997). *Trauma-Heilung*. Essen: Synthesis
Levine, P.A. (2007). *Vom Trauma befreien*. München: Kösel
Lévy-Bruhl, L. (1912). *Lucien: Les fonctions mentales dans les sociétés inférieures*. Paris: Alcan
Malinowski, B. (1948). *Magic, science and r; and other essays*. New York
Neumann, E. (1980). *Das Kind*. Fellbach: Bonz
Olbrich, E. (2009). Entwicklungspsychologie. In C. Otterstedt & M. Rosenberger (Hrsg.), *Gefährten. Konkurrenten. Verwandte*. Göttingen: Vandenhoeck & Ruprecht
Olbrich, E., & Otterstedt, C. (Hrsg.) (2003). *Menschen brauchen Tiere*. Stuttgart: Kosmos
Otterstedt, C. (2001). *Tiere als therapeutische Begleiter*. Stuttgart: Kosmos
Otterstedt, C. (2009). Die Mensch-Tier-Beziehung im interkulturellen Vergleich. In C. Otterstedt & M. Rosenberger (Hrsg.), *Gefährten. Konkurrenten. Verwandte*. Göttingen: Vandenhoeck & Ruprecht
Otterstedt, C., & Rosenberger, M. (Hrsg.) (2009). *Gefährten. Konkurrenten. Verwandte*. Göttingen: Vandenhoeck & Ruprecht
Piaget, J. (1981). *Urteil und Denkprozess des Kindes*. Wien: Ullstein
Prothmann, A. (2015). *Tiergestützte Kinderpsychotherapie* (4. Aufl.). Frankfurt am Main: Lang
Reddemann, L. (2001). *Imagination als heilsame Kraft*. Stuttgart: Klett-Cotta
Reddemann, L. (2004). *Psychodynamisch Imaginative Traumatherapie*. Stuttgart: Klett-Cotta
Rizzolatti, G., & Luppino, G. (2001). The cortical motor system. *Neuron, 31*(6), 889–901

Rogers, C.R. (1976). *Entwicklung der Persönlichkeit.* Stuttgart: Klett
Rogers, C.R. (1977). *Therapeut und Klient.* München: Kindler
Rogers, C.R. (1979). *Lernen in Freiheit.* München: Kösel
Rudolf, G. (2010). *Psychodynamische Psychotherapie*, Stuttgart: Schattauer
Rudolf, G. (2015). *Wie Menschen sind.* Stuttgart: Schattauer
Strauß, B. (Hrsg.) (2008). *Bindung und Psychopathologie.* Stuttgart: Klett-Cotta
Streeck-Fischer, A. (2006). *Trauma und Entwicklung.* Stuttgart: Schattauer
Suddendorf, T. (2014). *Der Unterschied* (2. Aufl.). Berlin: Piper
Smith, G., Cox, D., & Saradjian, J. (2000). *Selbstverletzung.* Zürich: Kreuz
Turner, D.C. (2003). *Turners Katzenbuch.* Stuttgart: Kosmos
Van der Hart, O., Nijenhuis, E., & Steele, K. (2008). *Das verfolgte Selbst.* Paderborn: Jungermann
Vernooij, M.A., & Schneider, S. (2010). *Handbuch der Tiergestützten Interventionen.* Wiebelsheim: Meyer
Von Franz, M.L. (1982). Der Individuationsprozess. In C.G. Jung (1982). *Der Mensch und seine Symbole* (6. Aufl.). Olten: Walter
Weinberg, D. (2013). *Traumatherapie mit Kindern* (5. Aufl.). Stuttgart: Klett-Cotta
Winnicott, D.W. (1979). *Vom Spiel zur Kreativität.* Stuttgart: Klett-Cotta
Wöller, W. (2014). *Bindungstrauma und Borderline-Störung.* Stuttgart: Schattauer

Weiterführende Literatur

Ammann, R. (1989). *Heilende Bilder der Seele.* München: Kösel
Arbeitskreis OPD (Hrsg.) (2007). *Operationalisierte Psychodynamische Diagnostik OPD-2* (2. Aufl.). Bern: Huber
Arbeitskreis OPD-KJ-2 (Hrsg.) (2013). *Operationalisierte Psychodynamische Diagnostik im Kinder- und Jugendalter.* Bern: Huber
Beetz, A. (2013). *Hunde im Schulalltag* (2. Aufl.). München: Reinhardt
Bohne, M. (2008). *Feng Shui* (3. Aufl.). Reinbek bei Hamburg: Rowohlt
Drewermann, E. (2000). *Hat der Glaube Hoffnung?* Zürich: Walter
Huber, M. (2003). *Trauma und die Folgen.* Paderborn: Junfermann
Huber, M. (2003). *Wege der Traumabehandlung.* Paderborn: Junfermann
Hüther, G. (2002). *Bedienungsanleitung für ein menschliches Gehirn.* Göttingen: Vandenhoeck & Ruprecht
Klein D., & Weyerstraß, H. (Hrsg.) (2008). *Jung heute.* www.cgjung.com
Levine, P. A., & Kline, M. (2006). *Verwundete Kinderseelen heilen.* München: Kösel
Reddemann, L., & Dehner-Rau, C. (2004). *Trauma.* Stuttgart: Trias
Ruland, J. (2004). *Krafttiere.* Darmstadt: Schirner
Sachsse, U. (Hrsg.) (2002). *Traumazentrierte Psychotherapie.* Stuttgart: Schattauer
Sack, M. (2010). *Schonende Traumatherapie.* Stuttgart: Schattauer

Über die Autoren

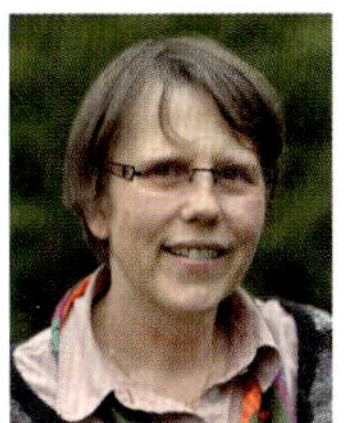

Dr. phil. Elisabeth Frick Tanner, 1955, aufgewachsen in St. Gallen, Primarlehrerin, Studium der Psychologie, Pädagogik und Sonderpädagogik an der Universität Zürich, Promotion 1985. Psychotherapeutische Weiterbildung in Jungscher Psychologie während der klinischen Tätigkeit am Kinder- und Jugendpsychiatrischen Dienst St. Gallen. Zusatzausbildung in Traumapsychotherapie, EMDR, Erwachsenenbildung, Energetischer Psychologie, Supervision und Alterspsychotherapie. Leitende Funktion in der evangelisch-reformierten kirchlichen Erwachsenenbildung des Kantons St. Gallen von 2000 bis 2011 (Kirchenrätin).

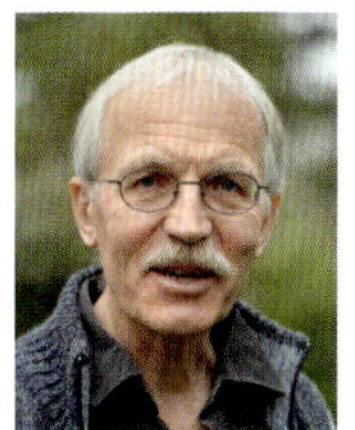

Dr. med. Robert Tanner-Frick, 1948, aufgewachsen in Lufingen, Zürich, Studium der Medizin an den Universitäten von Zürich und Basel, Staatsexamen 1973. Facharztausbildung in Kinder-, Jugend- und Erwachsenenpsychiatrie und Psychotherapie an den Universitätskliniken von Zürich, Bern und Tübingen. Oberarzttätigkeit beim Kinder- und Jugendpsychiatrischen Dienst St. Gallen. Psychotherapeutische Ausbildung in Jungscher Psychologie. Fachliche Weiterbildungen in Traumapsychotherapie, Supervision und psychotherapeutischen Techniken. Präsident der Gesellschaft für Tiergestützte Therapie und Aktivitäten GTTA, ISAAT-Gründungsmitglied.

Seit 28 Jahren arbeiten wir freiberuflich in unserer psychotherapeutischen Gemeinschaftspraxis Altamira in St. Gallen. Unsere Haustiere begleiten und bereichern den Praxisalltag. Aufbau und Entwicklung des berufsbegleitenden ISAAT-zertifizierten Ausbildungsgangs für tiergestützte Interventionen am Institut für Ethologie und Tierpsychologie (IET Horgen/Zürich) in Zusammenarbeit mit PD Dr. Dennis Turner. Co-Leitung dieses Weiterbildungsangebots in Zürich seit 1999, Gastdozenten am Institut für soziales Lernen mit Tieren (Ingrid Stephan, Hannover). Verschiedene Veröffentlichungen und Vortragstätigkeiten zum Thema «Tiergestützte bindungsorientierte Psychotherapie».

Register

Anzeigen